首都医科大学教育教学改革系列教材——实验课程教材

病原生物学与免疫学实验教程

主　编　陈海伦

副主编　赵文明　杨　静　杨雅平

编　者　（以姓氏拼音为序）

陈海伦　何秀娟　孔庆利　李　蕴

卢思奇　邵　萍　孙明洁　王少华

杨　静　杨雅平　赵文明　朱俊萍

诸欣平

北京大学医学出版社

图书在版编目（CIP）数据

病原生物学与免疫学实验教程/陈海伦主编．—北京：北京大学医学出版社，2007.5（2022.1 重印）

ISBN 978-7-81071-918-6

Ⅰ．病…　Ⅱ．陈…　Ⅲ．①病原微生物—实验—医学院校—教材 ②医药学：免疫学—实验—医学院校—教材　Ⅳ．R37-33　R392-33

中国版本图书馆 CIP 数据核字（2007）第 074217 号

病原生物学与免疫学实验教程

主　　编：陈海伦

出版发行：北京大学医学出版社

地　　址：（100191）北京市海淀区学院路 38 号　北京大学医学部院内

电　　话：发行部　010－82802230；图书邮购　010－82802495

网　　址：http：//www.pumpress.com.cn

E - mail：booksale@bjmu.edu.cn

印　　刷：北京瑞达方舟印务有限公司

经　　销：新华书店

责任编辑：江　宁　　**责任校对：**金彤文　　**责任印制：**罗德刚

开　　本：787 mm×1092 mm　1/16　　**印张：**9　插页：4　　**字数：**218 千字

版　　次：2007 年 6 月第 1 版　2022 年 1 月第 6 次印刷

书　　号：ISBN 978-7-81071-918-6

定　　价：18.00 元

总　序

社会经济的发展、医学模式的转变以及科技进步带来的医学理论、医疗方法和手段的发展变化，对卫生人才的知识结构和职业素质提出了更高的要求，高等医学教育面临着深化改革的新挑战；全球经济一体化加速了医学教育国际化的进程，高等医学教育面临着如何与国际医学教育接轨的新问题；我国高等教育事业完成了规模发展、取得了历史性突破之后，进入了内涵式发展的过程，高等教育面临着全面提高质量的新任务。

在此形势下，首都医科大学从2005年开始全面启动了新一轮教育教学改革。本轮改革以教育部2005年1号文件为指导，以《中国医学本科教育标准》为依照体系，以教育教学观念的转变为前提，以培养学生综合素质、实践能力和创新精神为目标，对本科各专业的人才培养模式、课程结构体系和内容体系、教育教学方法以及考核模式和评价方式等进行全面改革。

经过几年的努力，完成了本科各专业人才培养目标的论证以及教育教学模式和课程结构体系的改革，形成了新的培养方案；完成了本科各专业课程内容体系和课程内容的改革，形成了新的教学大纲；对基础医学实验教学资源进行全面整合，改革实验教学的模式和内容，形成独立设置的实验课程和具有创新意义的特色系列教材；进行了学生成绩考评模式的改革，形成了科学合理的评价方式，并在课程考核中逐步推广；在教学方法的改革和现代教育技术的应用方面也正在进行探索；在教学管理方面，建立了比较完善的教学运转体系和有效的质量监控体系，为进一步提高教育教学水平提供了有力的保障。

回顾改革以来的历程，首都医科大学的决策层、管理层以及广大教职员工为教育教学改革付出了艰苦的努力，克服了重重困难，迎来了教育教学改革系列成果的诞生。

本次出版的实验教学系列教材是教育教学改革成果的重要组成部分，是对人体解剖学、组织学与胚胎学、细胞生物学、分子生物学、生物化学、医学遗传学、生理学、病理生理学、病理学、药理学、医学微生物学、医学免疫学、人体寄生虫学等13门课程的实验教学内容进行优化整合形成的，包括《正常人体形态学实验教程》《异常人体形态学实验教程》《医学生物学实验教程》《医学机能学实验教程》《病原生物学与免疫学实验教程》五部教材。这些成果凝聚着我校广大教师和教学管理工作者的集体智慧，也得到了医学教育界专家的指点。但是，由于其中包含了一些新的探索，难免存在一些不足和缺憾，在实践过程中还需按照医学教育的规律和医学教育改革的趋势不断进行完善。

如今，首都医科大学教育教学改革系列成果已经陆续面世了。我们期盼着这些成果的诞生能够成为首都医科大学教育教学水平和人才培养质量迈上一个新台阶的标志。

吕兆丰

2007年4月

前　言

培养具有综合素质的创新型人才是新时期的教育方针，是我国高等教育新一轮教育、教学改革和教育转型的动因，也是现代大学教育的新的目标。医学是从实践中发展起来的科学。重视实践教学、重视学生实践能力和创新能力的培养而进行的实验教学改革是实现新的教育目标系统工程中的重要一环。正是在这样的背景和教育理念的引导下，我校组建了实验教学中心，开始了独立开设融合性实验课程的积极探索。

医学微生物学、人体寄生虫学和医学免疫学在临床疾病方面有着不可分割的联系。因此，以引起临床感染性疾病的生物病原及其病原学和免疫学诊断为主线，将上述三门学科整合开设独立的实验课是我们进行实验教学改革的初步尝试。其目的旨在使学生通过融合实验课将各学科理论知识从临床的角度融会贯通，对引起感染性疾病的各类病原生物有更全面地了解，并掌握基本的实验诊断技术，为提高今后的临床诊疗水平奠定基础。这些技能对将来在基层或边远地区工作的医生更为需要。另外，通过自主实验设计，还可增加学生的学习兴趣和探索欲望，培养学生的科学和创新思维、严谨求实的科学作风。

本实验教程的特色体现在以下两个方面：

1. 实验内容的选取和编排改变了以往单纯追求学科系统性的做法，而是打破学科界限、以临床实际出发，将教学内容按教学目标整合为基础实验（常用基本技术）、综合实验（运用基本技术解决临床问题）和设计性实验（学生根据病例或选题自行设计实验方案）三个模块。内容的选取更多地考虑的是培养临床医生所需要的基本技能和综合素质而非学科的系统性和全面性。

2. 针对模拟临床标本的检测，增加了病例摘要和讨论内容。学生提前接触病例可使教学更紧密联系临床实际，并增加学生的学习兴趣和求知欲望。在讨论中，更可深化对知识的系统理解，提高学生的综合分析问题能力和表达能力。

本实验教程的内容包括医学微生物学、人体寄生虫学和医学免疫学的基本实验技术、模拟临床感染标本的病原生物和免疫学诊断方法、新实验技术介绍、病例学习和讨论等内容，并新增了实验室生物安全有关内容。教学形式分为形态观察、录像演示、实际操作和自学等部分。形态观察包括病原生物的形态染色标本片、培养物和感染脏器病理标本。录像内容包括操作技术规范、新实验技术介绍等。自学内容为有关的仪器介绍、实验原理以及因时间关系不要求同学实际操作的部分实验内容的介绍。书后附有常用的溶液、染液和培养基的配制、常用染色方法、部分病原生物和免疫学中英文词汇、以及常见病原生物的形态彩图。

本教程适用于临床、预防、护理等专业的七年制、五年制和三年制的学生。

本实验教程的编写参考了诸多兄弟院校的经验，也凝聚了我校病原生物学系和免疫学系教师和技术员的心血，并得到我校和基础医学院的领导和专家、教务处及教材科、电教中心、佑安医院肝炎研究所、临床检验中心和免疫室的大力支持和帮助。本教程中采用的部分病例选自张玲霞主编的《传染病案例分析》一书。病原生物实验室的王珂、赵冬、高燕同志提供了细菌形态学的照片。在此一并表示衷心地感谢。

本实验教程的编写，是我校实验教学改革向独立开设实验课并进行学科融合走出的第一步。限于编者的学术和技术水平以及时间仓促等诸多方面的不足，使得本实验教程在内容的舍取和编排上，尤其在设计性实验的选题方面，尚存欠缺和不成熟之处，恳请各位同仁和学生在使用过程中多提建设性意见。

陈海伦

2007 年 4 月 20 日于北京

目　　录

病原生物实验室安全守则

《病原生物学与免疫学实验教程》包括医学微生物学、人体寄生虫学和医学免疫学三个专业的实验教学内容。实验中所用标本大多含有活的生物病原，其中有些微生物传染性很强。因此，实验中必须严格树立“无菌概念”，严格遵守无菌操作技术规范，防止实验中发生自身感染和环境污染。为此，特制定下列安全守则，希望全体师生共同遵守：

一、进入实验室前必须穿好白大衣，离开时脱下并反折；必要时戴口罩、帽子。

二、与实验无关物品不得放在实验台上；书包、衣物等挂在衣架上；必要的学习用具可放入实验台抽屉内；实验指导应放置于远离操作的部位。

三、实验室内禁止饮食、嚼口香糖、咬笔杆、吸烟、化妆、触摸隐形眼镜、打闹喧哗、随便走动等。

四、接触病原生物时，应严格按照无菌操作技术要求操作。

1. 接种环（针）在使用前后均应烧灼灭菌，用后插在接种环架上，不得任意放在桌面上。

2. 含细菌培养物或体液的试管必需加盖、直立插在试管架上，并在实验台内侧摆放，不得任意横放于桌面上；非操作时不得任意打开盖子并将盖子随意放于桌面。含菌培养平皿一律倒置搁放。

3. 用过的有菌器材等应放在指定的消毒容器内，不得随意放在桌面上或水槽内。

4. 若发生任何意外污染（如含菌试管或平皿被打破、菌液外溢等）应立即报告带教老师进行消毒灭菌处理。

五、使用电炉、微型灭菌器和酒精灯要注意防火。不要把易燃物品（如纸、棉拭子等）包括电炉的电源线靠近热源附近。用电炉加热液体时不能离人，要防止溢出或烧干。电炉用后应立即切断电源，放到不易碰到之处冷却，避免接触烫伤。微型灭菌器在短时间不用时应调节在低温待机档，使用结束应关闭电源。酒精灯点燃前需将灯芯及塞子轻轻上提，排出灯内气体以防止火星爆出。酒精灯用后应及时盖上罩熄火。

六、进行动物实验时，不得虐待动物。动物尸体应放在塑料袋中集中放于指定地点按规定处理。

七、爱护公物，节约使用实验材料；严格按照实验仪器的操作规则使用仪器。未经教师允许，不得擅自将实验室内物品携出。实验器材不慎损坏应立即报告。

八、实验完毕需及时整理台面、清点回收物品。值日生打扫室内卫生、关闭不用的仪器、水、电、门、窗。全体同学以肥皂流水洗手后方可离开实验室。

病原生物实验室意外事故紧急处理办法

一、菌液误入口　立即将误吸入口的菌液吐于消毒容器内，并用1∶1000高锰酸钾溶液或3％双氧水漱口；并根据菌种不同，服用抗菌药物预防感染。

二、手指沾有活菌　浸于0.1％新洁尔灭液5min后用肥皂或流水清洗，或用2％碘酒涂抹后再用75％酒精棉球涂抹。

三、菌液污染环境　将适量5％来苏液、0.1％新洁尔灭液或0.5％ 84消毒液倾于污染面上，覆盖半小时后擦净。

四、化学药品腐蚀伤　如不慎被酸、碱等化学药品溅到皮肤或眼睛上，应马上用大量清水冲洗。可用5％碳酸氢钠中和酸腐蚀；5％醋酸或5％硼酸中和碱腐蚀。

五、液氮冻伤　若发生液氮滴洒在裸露的皮肤表面或鞋内发生冻伤，切忌烘烤，应当立即脱去鞋袜，把受伤部位放在40～45℃的温水浴中浸泡。受伤严重者应送医院治疗。

六、酒精灯芯塞子爆出引起烧伤　轻伤如局部皮肤发红无破损可浸入冷水止痛，然后局部涂抹凡士林。

七、火警险情

1. 干烤箱温度过高时打开箱门可能引起箱内物品着火。此时应立即关闭箱门、切断电源或气源。

2. 酒精、乙醚等有机溶剂起火应采用沙土或干粉灭火器、1211或1301灭火器灭火。使用灭火器时，先拔保险插销，然后压握手把，将喷射筒对准燃烧物。

病原生物学与免疫学实验的目的和要求

通过本课程的实践，应使学生达到下列教学目的：

一、牢固树立无菌观念，掌握生物安全的基本知识和病原生物实验中的无菌操作技术。

二、用光学显微镜识别常见病原生物的基本形态，掌握常用的涂片和染色技术。

三、熟悉感染性疾病的常见病原生物种类及其检测方法；了解病原生物学和免疫学实验技术的新进展。

为保证实验课的效率和效果，学生应做到：

一、预习　实验课前应预习，明确本次实验课内容、理论依据及操作中的注意事项，尽量避免或减少实验失误。

二、合理分配时间　根据不同实验的操作流程和所需时间，合理安排各项实验的操作顺序以提高效率。

三、协作和独立思考　操作中同学之间要互助、协作，也要力求独立思考、勤于动手，做到善于发现问题、提出问题、分析讨论和解决问题。也可根据每个单元后附的思考和讨论题进行总结。

四、实验报告　及时观察并真实记录实验结果，独立完成实验报告。实验报告内容包括：实验名称、目的、材料、步骤流程、结果及其意义分析。如实验结果与理论或预期结果不符，应分析探讨其原因。

五、实验绘图　病原生物学部分实验内容以观察形态标本为主，真实准确地记录所观察的标本对正确掌握其形态特点至关重要。因此，绘图是实验基本技术之一，应重点掌握以下要领：

1. 绘图笔　实验前准备好铅笔和红、蓝、黄、绿、褐色等彩笔和绘图本，不得使用圆珠笔或钢笔。

2. 仔细观察、真实记录　认真观察和分析病原生物的主要形态特点并仔细、真实地绘图记录。画面需整洁、字迹清楚。

3. 绘图方法　根据标本的特点选择下列方法：

①铅笔点线图：铁苏木素染色和无色标本应选择铅笔点线图，用点和线勾画标本结构图，线要流畅，点要圆，可利用点的疏密表示病原生物的立体感（不用衬阴画法）。

②彩图：除铁苏木素染色外，其他染色和有颜色的标本要求绘彩图，按所观察标本的实际颜色绘制。

4. 按标本大小比例绘图　构造复杂和体积较小的标本图可画大些，以展示其结构；构造简单和较大的标本可画小些，画清楚结构，以不影响标注为准。绘图中注意标本的长宽比例和内部结构的位置，特别注意不同病原生物同类标本之间（如虫卵类标本之间、包囊类标本之间）以及同种寄生虫不同阶段之间的大小比例。绘制的标本图以符合实物比例为准。

5. 图注　所有绘图必须加注中英文，一律用平行线引出图注，所有标注前后对直，标本名称一律写在图的下方（见右图）。

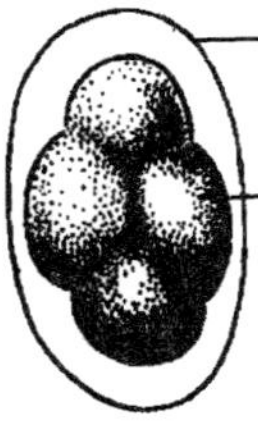

钩虫卵Egg of hook worm

第一部分　基础实验

实验1　实验室生物安全

Laboratory Biosafety

【教学内容】

1. 实验室生物安全的有关概念。
2. 生物安全防护。
3. 生物安全柜。

【目的与要求】

1. 了解生物安全的基本概念、生物因子的危险度分级和生物安全防护水平的分级与防护措施，树立无菌观念。

2. 熟悉病原生物实验室操作技术规范，了解实验室意外事故的紧急处理方法。

【自学】

工作人员的责任心对于实验室安全操作至关重要!

——摘自WHO《实验室生物安全手册》

实验室生物安全是针对生物危害提出的。当前世界上仍存在两类主要的生物危害：由高致病性生物因子引起的各类传染病，尤其是新发现和再次流行的传染病如SARS（sever acute respiratory syndrome）、禽流感、炭疽等；另一类是恐怖分子利用高致病性生物因子制造的生物恐怖。对这些致病性生物因子进行研究和试验，使病原生物实验室成为很特殊的工作环境，而实验室感染贯穿了微生物学的整个历史。

为了防止实验室感染的发生，美国于20世纪中叶建立了第一个生物安全实验室。世界卫生组织（World Health Organization，WHO）于1983年出版了《实验室生物安全手册》（2004年已出版了第三版）。美国疾病预防控制中心/国立卫生研究院（Centers for Disease Control and Prevention / National Institutes of Health，CDC/NIH）发布的《微生物和生物医学实验室的生物安全》（Biosafety in Microbiological and Biomedical Laboratories，BMBL）最早提出将病原微生物的危险度和实验室分为四级的概念。CDC/NIH于1999年公布的《BMBL》第四版目前被国际上公认为实验室生物安全管理方面的“金标准”。

我国在2003年SARS流行期间开始起草并于2004年正式颁布《实验室生物安全通用要求》。这是我国第一部关于实验室生物安全的国家标准。2004年11月国务院又颁布了《病原微生物实验室生物安全管理条例》（以下简称《条例》），标志着我国病原微生物实验室生物安全的管理步入法制化的轨道。

实验室生物安全的内容主要涉及病原微生物危害程度的评估和分级、无菌操作技术规范、生物安全设备以及实验室的设计和建设标准与分级等。其主要目的是使实验室在处理或保存传染性材料时，保证实验室工作人员、其他人员和环境的安全。

一、实验室生物安全的有关概念

1. 生物因子（bio-agents） 具有一定生物活性的制剂，包括能够进行基因修饰、细胞培养和生物体内寄生的、可能致人或动物感染、过敏或中毒的一切微生物和其他相关的生物活性物质。

2. 微生物（microbes，microorganisms） 活的生物因子，包括能够复制或传递基因物质的、致病的和非致病的；主要指细菌（螺旋体、支原体、立克次体、衣原体）、真菌、病毒和某些寄生虫。

3. 高致病性微生物（high pathogenic microorganisms） 根据微生物的传染性和致病性的危害程度，将病原微生物分为4级。我国制定的标准，1级传染性最强，危害最大；2级次之，1级和2级为高致病性微生物；3级致病性不严重；4级基本没有致病性（危险度递减）。而WHO和《BMBL》将病原微生物按危险度递增分为1～4级，3～4级为高致病性微生物（表1-1）。

表1-1 微生物的危险度分级

危险度等级		分级要素	主要的传染因子
中国	WHO		
4	1	没有或极低的个体和群体危险。已知不太可能引起健康成年人或动物患病。	正常微生物群/条件致病菌
3	2	中度个体危险，低度群体危险。能引起人或动物疾病。实验室暴露可能引起严重感染，但具有有效地预防和治疗措施，传播危险有限。	含病原微生物的临床标本
2	3	高度个体危险，低度群体危险。引起人或动物的严重疾病或致死，潜在的气溶胶传播；一般不会由个体之间传播，具有有效地预防和治疗措施。	大量培养和研究的病原微生物、朊粒等
1	4	高度个体、群体危险。引起人或动物非常严重的疾病和危及生命的实验室感染；尚未发现或已宣布消灭的病原；极易发生个体之间传播（气溶胶或传播途径不明），没有有效地预防和治疗措施。	主要是病毒，如出血热病毒、脑炎病毒、天花病毒等

4. 生物气溶胶（bioaerosol） 气溶胶是悬浮于气体中、直径一般为0.001～100μm的固态或液态微粒。含微生物的气溶胶则称为生物气溶胶。大多数微生物实验操作产生的气溶胶颗粒直径<5μm，吸入后可以直接到达肺泡。

微生物实验中可产生气溶胶的操作主要包括：

（1）轻度 玻片凝集实验、倾倒菌液、火焰烧灼接种环、接种鸡胚和抽取培养液等。

（2）中度 腹腔接种动物（局部不涂消毒剂）、解剖动物尸体、乳钵研磨动物组织、细菌接种、菌液倾倒、混悬或滴洒、摔碎含菌培养皿等。

（3）重度 离心管破裂、打碎（开）干燥菌种安瓿、注射器针头脱落使菌液喷出等。

5. 生物危害（bio-hazard）和生物危险（bio-risk） 前者指由生物因子造成的伤害；后者指生物因子将要或可能形成的危害。

6. 实验室相关感染（laboratory-associated infection） 因从事实验活动而发生的与被操作的生物因子有关的感染。

7. 生物安全防护（bio-safety containment） 避免发生实验室相关感染及生物因子对环

境的污染而采取的措施和防范意识。实验室生物安全防护分为一级防护和二级防护（表 1－2）。

（1）一级防护（primary barriers） 包括生物安全柜和个人防护装备，各分三个级别。

（2）二级防护（secondary barriers） 指实验室屏障设施，分四种不同结构。

8. 生物安全水平（bio-safety level，BSL） 按照一级防护和二级防护的不同组合，构建成具有不同防护级别的实验室（BSL 1～4）。

二、与微生物危险度等级相对应的生物安全防护水平（表 1－2）

表 1－2 生物安全防护水平

生物危害等级	生物安全防护水平	操作规则	一级防护（BSC＋个人防护措施）	二级防护（安全设施）
1 级	BSL－1	GMT	工作服	洗手池，开放实验台
2 级	BSL－2	BSL－1 加： 限制进入 生物危害警示标志 废弃物净化处理 生物安全手册	Ⅰ型或Ⅱ型 BSC 加： 实验服、手套、帽子、口罩。	BSL－1 加： 高压灭菌设备
3 级	BSL－3	BSL－2 加： 所有废弃物和实验服的净化处理	Ⅰ型或Ⅱ型 BSC 加： 双层防护服和手套 专业防护口罩 呼吸防护装置	BSL－2 加： 走廊和实验室隔离 自动关闭双门 气流定向、无再循环
4 级	BSL－4	BSL－3 加： 进入前更换防护服 离开前淋浴 任何物品无害化处理	Ⅲ型 BSC 或Ⅱ型 BSC 加：全身正压防护服	BSL－3 加： 独立建筑或单独隔离区，双门直通式高压灭菌器（穿过墙壁）

注：GMT－微生物学操作技术规范；BSC－生物安全柜。

1. 生物安全防护实验室（bio-safety containment for laboratories） 按照规范的实验室设计、实验设备的配置和个人防护装备的使用而建造的实验室。其中，达到 BSL－1 和 BSL－2 的实验室称为基础实验室；达到 BSL－3 的实验室称为生物安全防护实验室；达到 BSL－4 的实验室称为高度生物防护实验室。

2. 高效空气过滤器（HEPA filter） 是指在额定风量、有效滤过面积和气流阻力在 245 Pa 以下时，可将空气中 99.97％、直径≥0.3μm 的粒子有效捕获的空气过滤器。

三、生物安全柜（Biological Safety Cabinets，BSCs）

生物安全柜（biological safety cabinets，BSCs）是从事具有传染性的生物病原实验室中最普遍使用、而且最有效的一级安全防护设备，根据结构、气流流速和方式、排风系统的不同分为Ⅰ级、Ⅱ级（Ⅱ级 A、Ⅱ级 B1、B2 和 B3）和Ⅲ级（表 1－3）。目前，Ⅱ级生物安全柜有取代Ⅰ级安全柜而成为普通实验室用得最多的类型（图 1－1）。

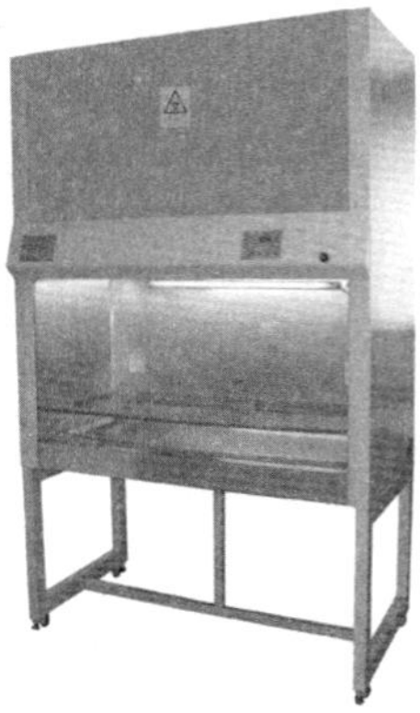

图 1-1　生物安全柜

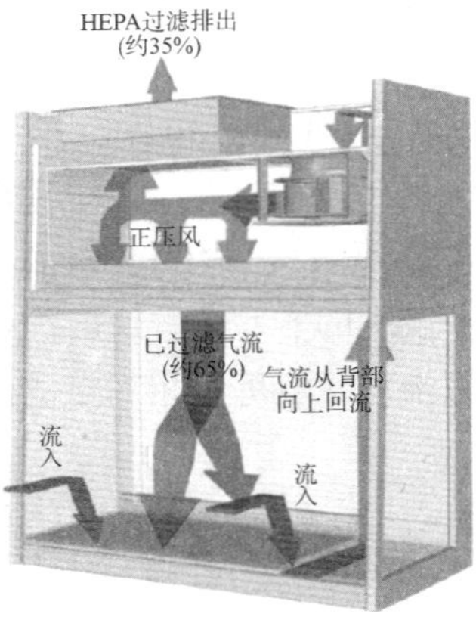

图 1-2　生物安全柜工作原理图

（一）构造及工作原理

主要构件包括 HEPA 滤器（high efficiency particulate air filter，HEPA 滤器）、风机、控制器、紫外灯、工作台以及柜体等（工作原理见图 1-2）。

1. Ⅰ级生物安全柜　打开前门操作时，室内空气以一定的流速内向进入安全柜，通过工作台表面，经排风管排出。柜内单向负压式气流可将工作台表面可能形成的气溶胶迅速带离工作人员并经过排风装置中的 HEPA 滤器滤除直径 0.3μm 的所有已知传染物和烟雾后再排放。因此，可保护操作者和环境。但由于室内空气直接吹过工作台，因此不能提供对实验产品的保护。

2. Ⅱ级生物安全柜　在前门空气入口处加装了垂直层流（使气流向下穿过工作平面）HEPA 滤器，只让过滤后的无菌空气通过工作台。因此，在Ⅰ级安全柜的基础上，又增加了保护柜内实验产品不受室内空气污染的功能。

3. Ⅲ级生物安全柜　只能通过手套箱操作，其所有接口都是密封的，并有独立的经 HEPA 滤器送风和经二级 HEPA 滤器排风的全负压气流控制系统，可将所有的危险性实验材料都封闭在完全密闭的通风柜内，对实验室工作人员、实验产品和环境提供最大限度地保护。

表 1-3　各级生物安全柜的比较

级别及型号	正面气流流速（m/s）	气流方式（%）		排风系统	防护生物危险级别	保护实验产物	操作放射性物质或挥发性、毒性化学物质
		重新循环部分	排出部分				
Ⅰ级	0.36	0	100	排入室内或硬管连接外排	1～3	不能	硬管连接外排的可以
Ⅱ级 A 型	0.38～0.51	70	30	排入室内或通过套管连接外排	2～3	能	不可
Ⅱ级 B1 型	0.51	30	70	硬管连接外排	2～3	能	低级别、少量
Ⅱ级 B2 型	0.51	0	100	硬管连接外排	2～3	能	可以
Ⅱ级 B3 型	0.51	0	100	硬管连接外排	2～3	能	可以
Ⅲ级	不采用	0	100	硬管连接外排	3～4	能	可以

（二）用途

1. Ⅰ级安全柜　可提供针对危险度1～3级微生物的个体防护和环境保护；以硬管连接外排式的Ⅰ级安全柜也可进行放射性核素和挥发性有毒化学物质的操作。

2. Ⅱ级安全柜　可用于操作危险度2～3级的感染性微生物；在穿有正压服的条件下也可进行危险度4级的感染性微生物的操作，并可进行细胞和组织培养。以硬管连接外排式的Ⅱ级安全柜也可进行放射性核素和挥发性有毒化学物质的操作。

3. Ⅲ级安全柜　用于操作危险度4级的感染性微生物、放射性核素和挥发性有毒化学物质。

（三）使用规范及注意事项

1. 运转　生物安全柜只有在正常运转时才可使用，并应定期由有资质的专业人员按照国家或国际标准进行检测和认证。

2. 柜体摆放　生物安全柜的摆放位置应远离人员、物品流动处；使用中应尽量减少操作者背后人员的走动和快速开关房间的门，以免扰乱气流影响柜内的气流速度。

3. 预运行　打开风机运行5～10min，待柜内空气净化和气流稳定才可进行操作。操作者的双臂进出安全柜时应垂直缓慢并尽量减少进出次数（避免扰乱气流）。手和双臂进入安全柜中约1min后（柜内气流调整）才可以对样品进行处理。

4. 柜内物品摆放　开始实验前应列出实验物品清单，并将所有必需物品放入安全柜内，其表面应采用70%酒精擦拭以清除污染。柜内物品摆放应避免遮挡前、后面的通气格栅，并尽可能靠近操作台后部摆放整齐。实验操作应按照从清洁区到污染区的顺序进行。

5. 柜内消毒　操作可以在浸有消毒剂的湿毛巾上进行，以吸收可能溅出的液滴。实验中发生感染性实验材料溢出污染时，应在安全柜处于工作状态时立即进行消毒处理。

6. 接种环灭菌　生物安全柜内禁止使用明火（影响气流），对接种环进行灭菌应采用微型燃烧器或采用一次性无菌接种环。

7. 结束运行　实验完成后，应清除柜内表面污染，让安全柜至少运行5min以净化柜内空气；工作台面和内壁应用70%乙醇擦拭。Ⅱ级A型安全柜可以关闭。关闭前应将所有实验物品表面污染清除后移出安全柜。

【录像】

病原生物实验室操作技术规范。

【思考与讨论】

1. 微生物的危险度分为几级？

2. 生物安全防护水平分为几级？针对WHO所定危险度1级和2级微生物，最基本的安全防护措施是什么？工作责任心和规范的操作对于生物安全防护有何重要意义？

3. 微生物实验中，哪些操作易产生气溶胶？如何避免气溶胶可能造成的实验室相关感染？哪些操作应在生物安全柜中进行？使用生物安全柜应注意哪些问题？

实验2　实验室常用物品的准备和消毒灭菌

Sterilization & Disinfection

【教学内容】

1. 常用实验物品的清洁方法。
2. 常用实验物品的包装方法。
3. 常用实验物品的灭菌方法。

【目的与要求】

了解常用实验室器材的清洁和消毒灭菌方法，训练动手能力。

【操作】

清洁移液管的包装和干烤灭菌。

【自学】

微生物学实验器材的清洁与否将直接影响实验结果。各种器材不但要达到生物学清洁以避免各种污染导致实验结果错误；还要求达到化学清洁以避免存在任何不利于微生物生长的因素。

一、常用实验物品的清洁方法

1. 玻璃器材　自来水冲洗→加洗涤液浸泡24h以上→自来水冲洗10次左右→去离子水冲洗3次→晾干后包装灭菌。

注意：(1) 新玻璃器材需先用自来水洗净并以0.5%碱水煮沸15min；余同上。

(2) 用过的污染玻璃器材需先消毒灭菌，余同上。

2. 橡胶类制品　自来水冲洗→去离子水浸泡48h→去离子水煮沸5min→晾干后包装灭菌。

注意：已用过的污染的橡胶制品需先用自来水煮沸15～20min灭菌，余同上。

3. 金属器械　无污染的刀、剪和镊子→自来水冲洗→立即擦干防锈。

注意：污染的金属器械可先煮沸15min；器械上如带有动物组织碎屑，应在5%石炭酸中洗去碎屑，余同上。

4. 塑料及有机玻璃制品　使用后→浸泡于2%～3%盐酸溶液中过夜→棉签蘸去污剂逐孔擦洗→自来水冲洗→去离子水冲洗2～3次→晾干备用。如果是多孔培养板，则必须用两层塑料袋包装并密封好，经^{60}Co射线照射（120万rad）灭菌备用。

二、常用实验物品的包装方法

1. 平皿　用纸包好，或放入金属盒内。

2. 试管和锥形瓶　均可用棉塞塞好，并用不透水的厚纸包于棉塞外。盛有培养基的试管应直立并扎成捆，以免灭菌时倾倒。

3. 吸管　于吸口端塞入少许棉花（不可太松或太紧），然后每支分别用纸斜向从吸液端开始卷好，并在吸口端将包装纸打结；或以数支放入有盖的金属筒内。

4. 注射器　将内芯取出，与外套一起用纸或纱布包好；针头装入管底垫有少量棉花的试管内，管口塞好棉塞。

三、常用实验物品的灭菌方法

1. 上述物品除塑料及有机玻璃制品外，均可用高压蒸气灭菌法灭菌。

2. 玻璃器材也可用干烤灭菌，温度和时间控制在160℃1h。灭菌后不要立即打开烤箱门，以免玻璃接触箱外冷空气后爆裂。

3. 金属器械也可煮沸灭菌。临时急用可蘸乙醇烧灼灭菌：将器械浸泡于95%乙醇，用时取出并经过酒精灯火焰，点燃并待器械上的乙醇自行燃烧完毕后即可使用。切忌直接在火焰上烧灼或干烤。

注意：任何已灭菌器材在使用前均不得随意打开；一经打开则不再被认为是无菌的。

四、常用灭菌器

（一）电热高压蒸气灭菌器（Autoclaver）

1. 构造和工作原理　主要由双层金属筒、带有紧固螺栓和密封圈的金属盖、以及电热管、压力温度计、安全阀和排气阀组成（图2-1）。现已有微机控制的全自动电热高压灭菌器。使用时在两层桶之间加水，内桶放置需灭菌物品，加热使水变为蒸气。由于紧闭的盖使蒸气不能外溢，使灭菌器内的压力升高，温度亦随之升高，达到灭菌的目的。

2. 用途　用于耐高温、高压和潮湿的物品的灭菌，如普通培养基、生理盐水、手术敷料和器械等，为最常用且效果最可靠的灭菌方法。通常灭菌所需压力为103.43kPa（15磅/吋^2），温度可达121.3℃，时间为15～20min。

3. 使用操作流程

加水至规定水位

↓

待灭菌物品放入内桶（试管或棉纱瓶塞应包牛皮纸，以防冷凝水入内）

↓

合盖并对称旋紧螺栓

↓

加热（接通电源加热，至蒸气产生压力达33.78kPa（5磅/cm^2）

↓

放冷气（打开排气阀放冷气至压力表回“0”后关上排气阀，或加热开始就将排气阀置于垂直位打开，待放出蒸气后，将排气阀置于横位关闭）

↓

继续加热（达所需温度后计时并减火维持一定时间，或选择不同电压加热或保温维持）

↓

断电、关机、冷却（器内压力降至50kPa以下时，打开排气阀放尽余气）

↓

开盖取物（压力表为“0”时才可松开螺栓开盖）

4. 使用注意事项

（1）放置待灭菌物品时四周应留有空隙，装载量不应超过内桶总容量的80%，以免防碍蒸气的穿透。

（2）必须完全排除冷空气才可继续加热，否则灭菌器内实际温度达不到设定值而影响灭菌效果（表2-1）。

表 2-1　冷空气排除量与灭菌器内温度的关系（压力 103.43kPa，即 15 磅/吋^2 时）

冷空气排除量（%）	100	75	50	25	0
可达到温度（℃）	121	115	112	109	100

（3）灭菌完毕后，严禁立即放气减压、开盖。必需待灭菌器内压力降至与大气压相等，或温度降至 80℃后才可放尽余气开盖。否则瓶内液体因压力过高可能外溢冲掉瓶塞甚至导致爆裂。灭菌封装严密的液体时，排气后需等 20min 后才能开盖。

（4）安全阀应保持通畅，周围禁止放置任何物品以限制安全阀开启。灭菌器运行时应注意观察压力变化，如果安全阀开启后压力仍继续升高，应立即切断电源，使压力降至正常。

（5）应定期检查灭菌情况。通常将硫磺粉末（熔点为 115℃）或安息香酸（熔点为 120℃）置于试管内放入灭菌器中一同灭菌，通过观察上述物质是否熔化判断灭菌效果。也可将含有温度敏感指示剂的灭菌器效果检测胶纸贴于待灭菌物品的外包装表面，观察检测胶纸上指示剂的变色来判断灭菌效果。

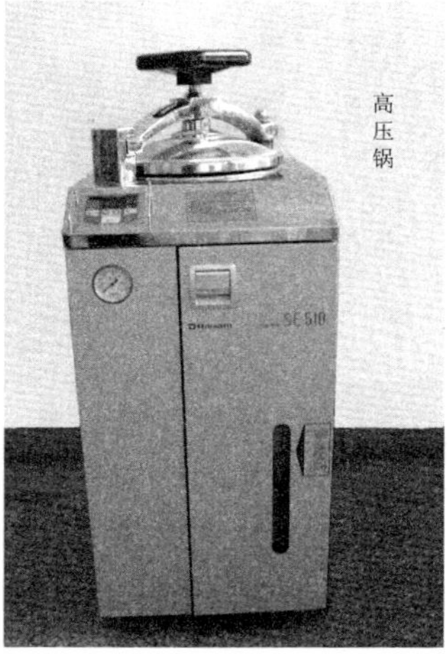

图 2-1　高压灭菌器

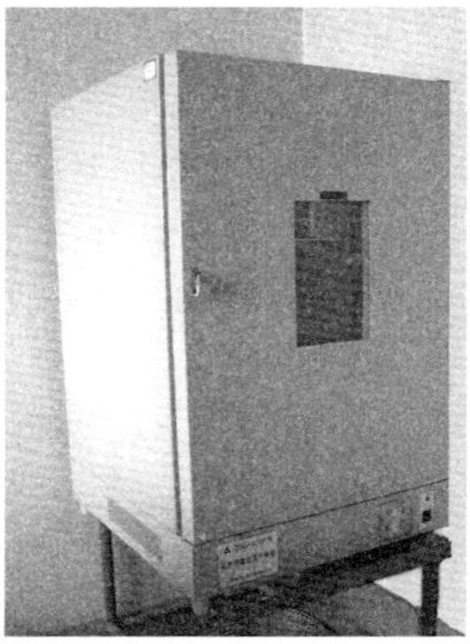

图 2-2　电热恒温干燥箱

（二）电热恒温干燥箱（干烤箱，Hot Air Sterilizer）

1. 构造和工作原理　主要由电热器（总功率 1～8kW）、温度控制器和箱体构成（图 2-2）。当电热器加热超过设定温度时，温度控制器就中断电路，加热自动停止；当温度低于设定值时，电路接通自动加热。为了保温，箱体外壳一般设计成三层含两个夹层：外夹层为隔热层，内夹层为空气对流层。箱体内空间为恒温室，用于搁放待灭菌物品。箱门均为双层：内门为玻璃门，利于观察；外门用于隔热保温。

2. 用途　适用于耐高温但不耐湿热的物品；或湿热不易穿透的物品如各种粉剂、油脂、液体石蜡、玻璃制品、瓷器等物品的灭菌。

3. 使用方法　将待灭菌物品洗净晾干包好，置烤箱内，闭门通电，设定所需温度和时间，开始加热。达到设定的温度和时间后断电。常用的灭菌温度和时间是：160℃ 120min；170℃ 60min；180℃ 30min；150℃ 150min。

4. 注意事项

（1）灭菌温度不要超过 180℃，否则，纸质包装物和棉花将被烧焦。

（2）断电后严禁立即打开箱门，必须等箱内温度下降至室温左右方可开门。否则有引起箱内包装纸和棉花起火的危险；且箱内热气涌出易导致灼伤。

（3）箱内物品放置不宜过紧，否则影响灭菌效果且易引起危险。

（三）滤菌器（Filtrater）

1. 构造、工作原理和类型　滤菌器主要由不同孔径的滤板或滤膜制成，现在用得较多的是纤维素滤膜，滤孔直径有 0.45μm、0.22μm、0.1μm 等多种规格。

滤菌器按工作原理分为正压滤器和负压滤器两种。

（1）赛氏滤菌器（Seitz filter）：为常用的负压滤器。滤板或滤膜夹在上下部的金属部件中并通过四周的螺旋固定。滤板下端连接滤瓶，其侧管连接抽气机，抽气造成负压，使滤板上端容器内的液体在负压作用下通过滤板而除去细菌（图 2－3 左图）。

（2）薄膜滤菌器（membrane filter）：如目前常用的一次性针头滤器，可直接安在注射器上使用，属正压滤器（图 2－3 右图）。

2. 用途　用于某些不能加热、不耐高压的液体物质如血清、药剂、酶制剂、细胞培养液等物品的除菌。也可从细菌的培养液中分离病毒或外毒素等可溶性物质。

3. 使用方法

（1）赛氏滤菌器（Seitz filter）：①将清洁的滤菌器和滤瓶分别用纸包好（需先将一次性使用的滤板或滤膜装好，拧松螺旋），高压蒸气灭菌后，以无菌操作把滤菌器装在滤瓶上，拧紧螺旋。滤瓶的侧管连接缓冲瓶，再将缓冲瓶与抽气机相连。②将待过滤液体倒入滤菌器中，开动抽气机，使滤瓶中压力降低，滤液缓缓流入滤瓶中（量少时可事先在滤瓶中放置无菌试管接收滤液）。③过滤完毕，关闭抽气机，先将抽气橡皮管从滤瓶侧管处拔下，再启开橡皮塞，迅速以无菌操作方法将瓶中滤液移放于无菌玻璃器内。④滤器用毛刷蘸洗涤液洗刷干净，自来水冲洗后再用蒸馏水冲洗干净，晾干，用前放入新的滤膜，经高压蒸气灭菌后备用。

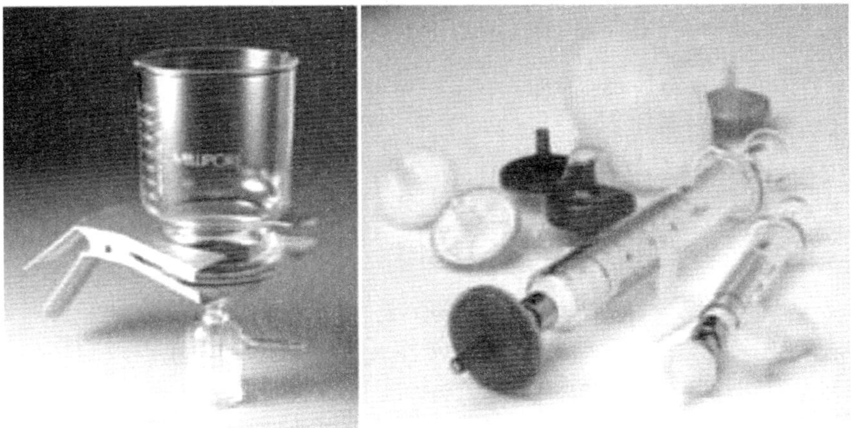

图 2－3　滤菌器

（2）一次性针头滤器：将待过滤液体抽入注射器的针管内，装上一次性灭菌薄膜滤菌器，将液体直接压入无菌容器内即可。

4. 注意事项：

（1）过滤时用力不要过大，以免滤膜破损影响除菌效果。

（2）不可回抽注射器。

（3）除菌常用滤膜孔径为0.22μm。此法只能除去液体中的细菌，而不能除去病毒、细菌L型、支原体和衣原体等病原体。

【思考与讨论】

1. 哪些实验器材可采用高压蒸气灭菌？使用高压蒸气灭菌器时应注意哪些问题？

2. 哪些器材可使用干烤箱灭菌？干烤灭菌时应注意哪些问题？

3. 吸管的吸口端为什么要塞入少许棉花？

实验3　显微镜使用方法

Microscopy

【目的与要求】

学会用光学显微镜油镜头观察细菌标本片。

【操作】

使用光学显微镜油镜头观察细菌染色片。

【材料】

1. 光学显微镜、双层瓶、镜油、二甲苯、擦镜纸。

2. 葡萄球菌革兰染色标本片。

【方法】

1. 对光　接通电源，打开显微镜上的电源开关，内置光源灯亮，并可调节亮度。使用油镜时，应将灯光调至最亮，聚光器升至最高，光栅完全打开。检查不染色标本时光线宜弱，可降低聚光器或缩小光栅。若无内置光源，以自然光为光源时，用平面反光镜；以灯光为光源时，用凹面反光镜。

2. 标本加油　在细菌染色片的菌膜上滴加1滴高倍镜油（immersion oil），将染色片放在载物台上，用夹片器固定。注意勿使载物台倾斜，以免镜油流淌。

3. 识别并转换油镜头　油镜有三种标志：①放大倍数×100；②数值孔径NA 1.25；③英文标识“oil”。找到油镜，旋转物镜转换器（勿用手直接掰动镜头）使油镜头转至载物台中央。

4. 调焦、观察标本　从侧面观察并缓慢转动粗调螺旋，使镜筒下降（或载物台上升）至油镜头浸入油中并几乎与玻片接触（注意勿使两者相碰）时为止；眼睛转向目镜观察视野，并往相反方向转动粗调螺旋缓慢上提镜头，至视野中闪现标本轮廓时为止；再转换细调螺旋调节至物像清晰。若直至油镜头脱离油滴仍未看到物像，可重复以上操作。

注意：显微镜可用于观察细菌、寄生虫和细胞，观察细菌时需用油镜。需注意：

（1）显微镜属于精密仪器，使用时需仔细小心、避免震动。当有同学在用显微镜观察标本片时，周围同学拿物品也应轻拿轻放，避免震动影响周围同学的观察。

(2) 调焦时切忌用力过猛、一味往一个方向调节，否则易损坏镜头或压碎标本片。

(3) 操作不熟练时，可先用低倍镜找到视野后再换油镜观察。

(4) 若显微镜无自带光源，可于自然光线下观察，用平面反光镜对光；如果是人工光源则用凹面反光镜。

(5) 立体概念：观察寄生虫标本片时，除切片外，均为寄生虫整封标本，因此是立体的。上下调节粗、细螺旋时，只能看到标本的一层平面：往上调时上层清楚，往下调时下层清楚。随着上下调节，应将各层面间的结构联系起来，在头脑内形成立体概念。

(6) 油镜头用后应上提，取下标本，立即用擦镜纸顺一个方向擦净镜头上的油。若油已干，可在擦镜纸上滴少许二甲苯擦拭，并随即用擦镜纸擦去二甲苯，以防止腐蚀镜头。

(7) 显微镜用后应旋转物镜转换器，将物镜转成“八”字形，以避免各镜头直接对着集光器，发生意外碰撞损坏镜头；降下聚光器，关闭光栅，套上防尘套。

【思考与讨论】

1. 用油镜头观察细菌可将细菌放大多少倍数？

2. 细菌的实际大小和镜下大小分别是多少？

【自学】

一、双层油浸瓶（双层瓶，Oil Immersion Vase）

为上下两层相套的玻璃瓶（图 3－1）。上层瓶内部带有一根细玻棒并盛有香柏油或石蜡油（镜油）。使用油镜观察标本片时，以细玻棒蘸取镜油滴在标本片上 1 滴即可。下层瓶盛有二甲苯（xylene）。在油镜用完后，直接以擦镜纸或以上层瓶蘸取二甲苯滴在擦镜纸上，擦拭油镜头或标本片上的镜油（用香柏油时需用二甲苯擦拭）。

二、光学显微镜（Light Microscope）的主要结构及油镜头工作原理

（一）主要结构

1. 光学系统　包括物镜（objective lens）、目镜（eyepiece lens）和聚光器（condenser）等（图 3－2）。

2. 机械部件　主要由粗细调节轮（adjuster）、聚光器调节轮、载物台（stage）、载物夹（clips）、物镜转换器（nosepiece）、虹膜光圈（iris diaphragm）以及底座（base）、镜臂（handel）、镜筒（tube）等构成。

（二）油镜工作原理（图 3－3）

观察细菌时，在放大 100 倍的物镜镜头和载玻片之间滴加少量镜油，使镜头浸在油里，这种镜头即称为油镜（oil immersion lens）。油镜的透镜非常小。在不加油的情况下，由于空气和玻璃对光线的折射率不同，因此光线透过载玻片经过空气时发生散射，很少能够进入油镜，造成物像不清。镜油的折光率与玻璃相近，使光线透入时不会因折射而减弱，因此视野明亮，物像清晰。

三、暗视野显微镜（Darkfield Microscope）

（一）构造与工作原理

在日常生活中，室内飞扬的微粒灰尘不易被看见，但在暗的房间中若有一束光线从门缝斜射进来，灰尘微粒便可见到。此即光学上的丁达尔现象。暗视野显微镜就是利用此原理设计的。将普通显微镜的聚光器换成一个特制的、中央有一遮光黑板的暗视野聚光器（图 3－4），使光线不能直接进入视野而造成黑暗的背景；而从聚光器外周射入的光线可使玻片上的细菌因光线散射而发出亮光，表现为在黑色背景中看到发亮的菌体。

（二）用途、使用方法及注意事项

暗视野显微镜可分辨 0.004μm 以上的微粒的存在和运动，是普通显微镜（最大分辨力为 0.2μm）的 50 倍，主要用于观察活的、未经染色的细菌、螺旋体等。

1. 最好在暗室应用。

2. 先用低倍物镜观察，调节光环置中央后，在暗视野聚光器表面滴上镜油（或水），将标本夹在标本夹上。

3. 调节暗视野聚光器，使油滴（或水滴）与镜台上的载玻片底面接触。

4. 其余操作同普通显微镜。

四、手持放大镜（Magnifier）

是一种最简单的显微镜。使用时用手持放大镜对准标本，置于眼前，再移动标本直到看清楚为止。

五、双筒解剖显微镜（Binocular Anatomical Microscope）

又名实体显微镜，由于特殊的设计结构，用双眼观察，可以得到具有立体感的正像，而且便于在镜下操作，如解剖等。放大倍数一般可自几倍至几十倍。调光和调焦距同显微镜，但更简单些。

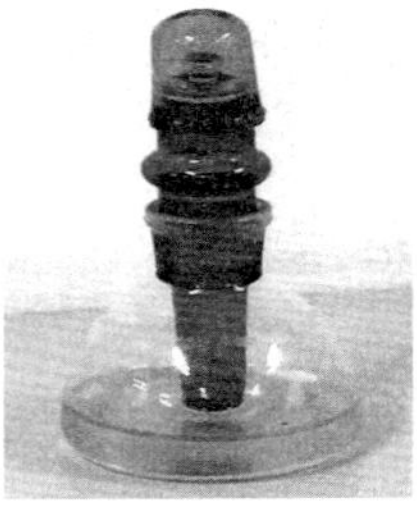

图 3-1 双层瓶

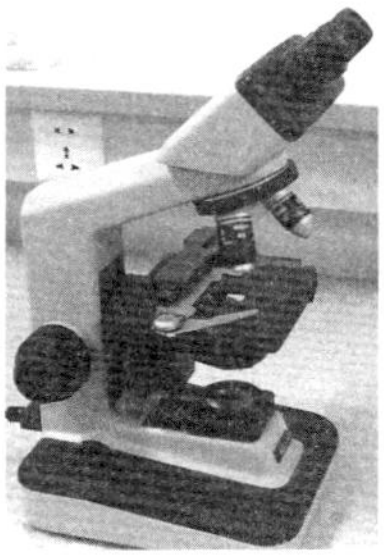

图 3-2 普通光学显微镜

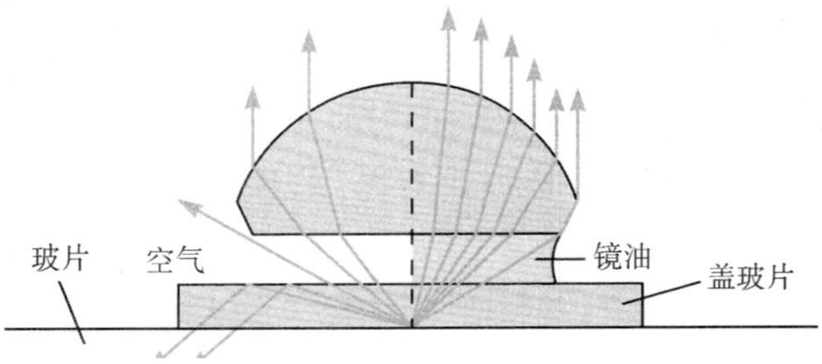

图 3-3 油镜工作原理（采自 Lansing M. Prescott 图）

六、荧光显微镜（Fluorescent Microscope）

（一）构造及工作原理

荧光显微镜（图 3-5）是在普通显微镜的基础上，增加了激发荧光的高压汞灯光源和一组不同颜色的滤光片。高压汞灯发出一定波长的激发光（如紫外光），通过置于光源与聚光器之间的激发滤光片，激发标本中的荧光素发出荧光；而置于物镜与目镜之间的吸收滤光片可吸收激发光而仅让荧光通过，达到观察标本、保护眼睛的目的。

（二）使用方法

1. 将荧光显微镜置暗室，开启光源，等待 5～10min，使光源稳定并达到一定亮度。将标本片置于载物台，用低倍镜调焦；对准光源。

2. 根据每种荧光物质产生最强荧光所需的激发光波长，配对选用激发滤光片和吸收滤光片，安装好再作观察。余操作同普通显微镜。

（三）注意事项

1. 高压汞灯光源一经开启不宜中断。断电后再启动需等 5min 待汞灯冷却。

2. 观察标本的时间不宜太长，以免荧光减弱影响观察。

3. 未装滤光片不要用眼直接观察，以免引起眼的损伤。

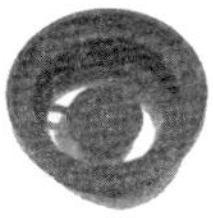

图 3-4 暗视野聚光器

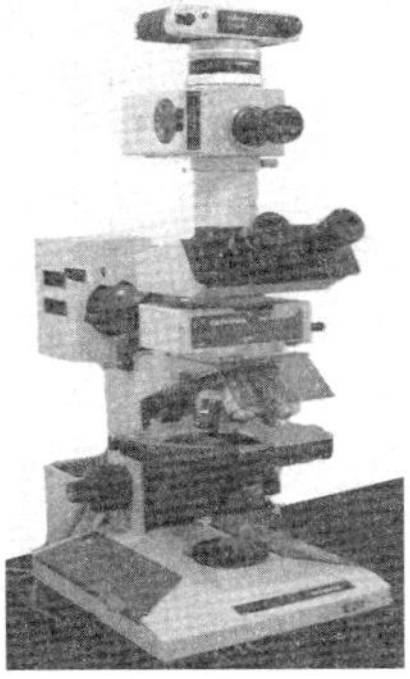

图 3-5 荧光显微镜

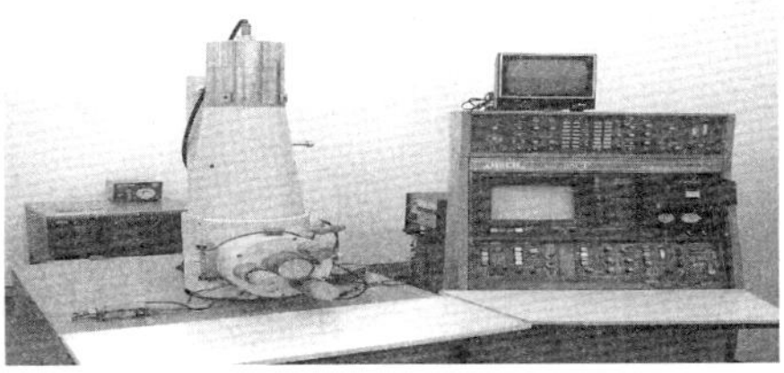

图 3-6 电子显微镜

七、电子显微镜（Electron Microscope）

（一）主要构造

包括镜筒、真空系统和电源柜三部分（图 3-6）。镜筒主要由电子枪（发射电子束）、电子透镜（使电子轨迹向轴线弯曲形成聚焦）、样品架、荧光屏和照相机等部件构成；真空系统由机械真空泵、扩散泵和真空阀门等构成，并通过抽气管道与镜筒相联接；电源柜由高压发生器、励磁电流稳流器和各种调节控制单元组成。

（二）工作原理

显微镜放大物体的关键是物镜的分辨率（resolving power）。分辨率常用分辨距离即区别物体上两点间的最小距离表示，为 $Z=0.5\lambda/NA$（λ 为光的波长；NA 为物镜的数值孔径）。光学显微镜利用可见光（波长约为 300～700nm）作为光源，分辨距离约为 200nm（人眼的分辨距离约为 0.1mm），最大放大倍数约为 2000 倍。电子显微镜用电子束代替可见光，其波长约为可见光波长的 1/10 万，分辨距离约为 0.3nm，放大倍数超过 300 万倍。以透射式电子显微镜为例，其电子枪位于镜筒顶部，由钨丝热阴极发射出的电子通过第一、第二两个电子透镜使电子束聚焦；电子束穿透样品后由物镜成像于中间镜上，再通过中间镜和投影镜逐级放大，成像于荧光屏或照相干版上。样品中较薄或密度较低的部分会有较多的电子通过物镜光栅，参与成像，在图像中显得较亮；反之，样品中较厚或密度较高的部分，在图像中则显得较暗，从而形成图像的明暗对比。

（三）类型及用途

电子显微镜按结构和用途可分为透射式电子显微镜、扫描式电子显微镜、反射式电子显微镜和发射式电子显微镜等。医学上目前常用的为前两种。

1. 透射式电子显微镜（Transmission Electron Microscope，TEM） 常用于观察普通显微镜所不能分辨的细微物质结构，如病毒、细胞的超微结构等。因电子显微镜需在真空条件下工作，且电子易散射或被物体吸收造成穿透力低，因此不能观察活的生物，需将待观察的组织、细胞等用特制的超薄切片机（ultramicrotome）将其切成超薄切片（通常 50～100nm），并经双重固定树脂包埋和电子染色后才能进行观察。病毒标本可经磷钨酸负染色后进行观察。

2. 扫描式电子显微镜（Scanning Electron Microscope，SEM） 主要用于观察固体表面的形貌，也能与X射线衍射仪或电子能谱仪相结合，构成电子微探针，用于物质成分分析。扫描式电子显微镜的电子束不穿过样品，而是用极细的电子束在样品表面扫描，将产生的二次电子用特制的探测器收集，形成电信号传递到显像管，在荧光屏上显示细胞或组织表面的立体构像，并可摄制成立体感很强的照片。

实验4 细菌的形态观察

Observation of Bacterial Morphology

【教学内容】

1. 细菌涂片和革兰染色方法。
2. 细菌不染色标本的观察方法。
3. 细菌基本形态和特殊构造的观察。

【目的与要求】

1. 掌握细菌标本制备和革兰染色方法。
2. 观察细菌基本形态、特殊构造和动力。

【形态观察】

细菌标本片10张。注意观察细菌的基本形态、大小、染色性、排列和特殊结构（见书后彩图1）。

1. 基本形态

（1）球形（sphere） 葡萄球菌（*Staphylococcus*）、链球菌（*Streptococcus*）、脑膜炎奈瑟菌（*Neisseria meningitidis*）革兰染色示教片。

（2）杆形（rod） 大肠埃希菌（*Escherichia coli*）革兰染色示教片。

（3）螺形（spirilla） 霍乱弧菌（*Vibrio cholerae*）革兰染色示教片。

2. 特殊结构

（1）荚膜（capsule） 肺炎球菌（*pneumococcus*）奈瑟染色示教片，注意荚膜与菌体的关系。

（2）鞭毛（flagella） 伤寒沙门菌（*Salmonella typhy*）镀银染色示教片，注意鞭毛的分布。

（3）芽胞（spore） 破伤风芽胞梭菌（*Clostridium tetani*）抗酸染色示教片，注意芽胞的大小、与菌体的染色差异及位置关系。

3. 其他特征性形态

（1）白喉棒状杆菌（*Corynebacterium diphtheriae*） 奈瑟染色示教片，菌体淡黄色，有深蓝色异染颗粒为其特征形态。

（2）炭疽芽胞杆菌（*Bacillus anthracis*） 革兰染色示教片，菌体呈杆状，两端平切，连成竹节状。芽胞为空染区，宽不超过菌体，位于菌体中央。

【操作】

一、细菌涂片和革兰染色（Smear and Gram's Stain）

［材料］

1. 葡萄球菌和大肠杆菌斜面培养物、接种环、玻片、滤纸等。

2. 革兰染液　①初染液结晶紫（crystal violet）；②媒染液卢戈碘液（Lugol's ioding）；③脱色液 95%酒精（ethanol）；④复染液稀释复红（dilute fuchsin）。

［方法］

1. 标本片制备（Specimens Preparation）

（1）标记（mark）　取洁净无油载玻片（slide）1 张，以记号笔在载玻片一角标记上标本内容或号码，并划 3 条竖线将玻片分为 2 个涂片区（可根据标本多少决定划分几个区域）。每个区域内分别滴加 1 滴生理盐水。注意：玻片上滴加盐水不能过多，否则干燥需时太长。

（2）涂片（smear）　左手持细菌培养管，右手第 4、5 指和小鱼际拔开并夹住试管塞，试管口烧灼灭菌，其余 3 指持烧灼灭菌并冷却的接种环伸入一种细菌培养管内沾取少量细菌后均匀涂抹于载玻片的盐水中，使成直径约 1cm 的涂抹面即可（图 4－1）。接种环灭菌后，同法操作制备另一种细菌涂片。

注意：①取菌量宜少不宜多，菌膜不能涂得太厚，以免影响观察结果。②接种环取菌后应仔细退出培养管，避免碰到试管壁。③培养管需先烧灼灭菌试管口后再塞上试管塞，放回试管架。④接种环每次使用前后均需烧灼灭菌。

（3）干燥（drying）　将涂片置室温自然干燥，形成菌膜；也可将菌膜面朝上，在酒精灯火焰上方约 15cm 处慢慢烘干。

（4）固定（heat-fixed）　手持玻片一端，将菌膜面朝上，水平来回快速通过酒精灯外焰 3 次，以杀死标本中的细菌并使其固定于玻片上（图 4－2）。

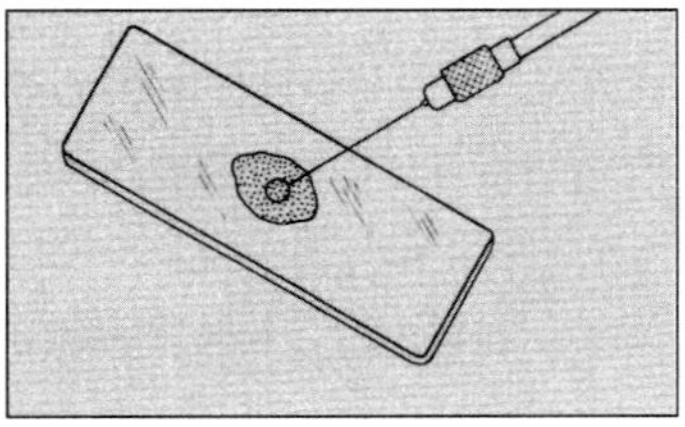

图 4－1　涂片

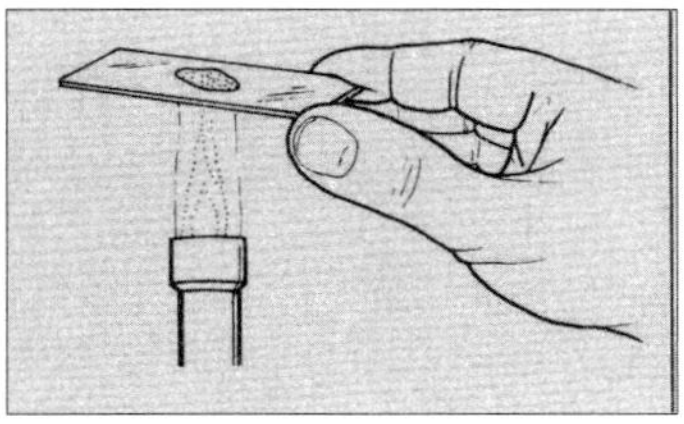

图 4－2　固定

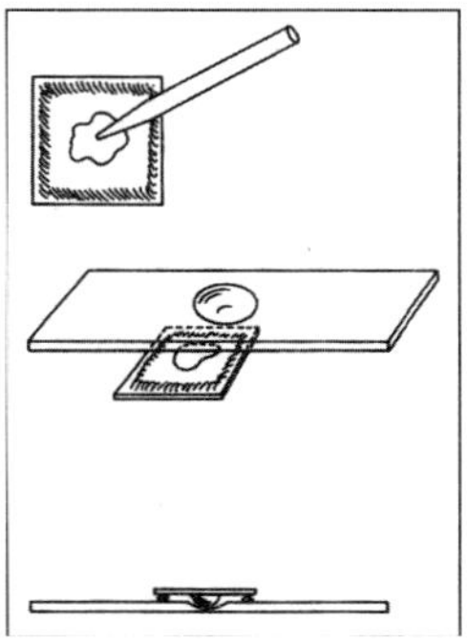

图 4－3　悬滴示意图

2. 革兰染色（Gram's Stain）

（1）初染　滴加结晶紫染液覆盖菌膜 1min，洗瓶冲洗并甩去余水。注意：染色过程中勿使染液干涸，避免染料颗粒附着在涂片上影响观察结果。

（2）媒染　滴加碘液覆盖菌膜 1min，同上水洗。

（3）脱色　滴加 95%酒精，摇动玻片，直至无紫色脱下为止，时间约 30s，同上水洗。注意：脱色效果受涂片的厚薄、加乙醇前玻片是否甩去余水、脱色时玻片倾动速度、细菌培养时间等因素影响，因此难以规定脱色时间，以无游离紫色脱下为度。

（4）复染　滴加稀释复红 1min，同上水洗。

3. 镜检（Microscopy）　用吸水纸吸干水分，置油镜下观察，注意细菌的形态、排列和染色性。

［结果］

1. 革兰阳性菌（gram-positive germs）染成紫色；革兰阴性菌（gram-negetive germs）染成红色。

2. 葡萄球菌被染成紫色，为革兰阳性菌；大肠杆菌被染成红色，为革兰阴性菌。

二、细菌不染色标本的制备和观察方法

［材料］

1. 细菌：葡萄球菌（*Staphylococcus*）、变形杆菌（*Proteus*）或水弧菌（*V. aguatilis*）6～12*h* 肉汤培养物。

2. 玻片：普通玻片、凹玻片、盖玻片。

3. 接种环、酒精灯、凡士林、小镊子等。

［方法］

1. 压滴法

（1）用接种环取菌液 2～3 环，置于普通玻片上（可两个同学合作，每人取一种菌，互换玻片观察结果）。

（2）用小镊子夹取 1 块盖玻片，以其一侧边缘轻轻接触菌液后缓缓放下，盖住菌液，注意勿产生气泡。

（3）先用低倍镜找到细菌所在部位，再换高倍镜观察细菌是否运动。

2. 悬滴法（Hanging Drop Method）

（1）取 1 张洁净的盖玻片，在边缘四周抹少许凡士林。

（2）用接种环取菌液 1 环，置于盖玻片中央。

（3）将凹玻片倒扣在盖玻片上，凹窝正对菌液，轻压凹窝周围使其与盖玻片粘住后，迅速翻转凹玻片，菌液便倒悬在盖玻片下（图 4－3）。

（4）观察方法同压滴法。

注意：

（1）观察不染色标本应降低聚光器、缩小光圈以降低背景亮度，便于观察。

（2）标本制备好应尽快观察，以防水分蒸发。

［结果］

变形杆菌有鞭毛，可做活泼的定向运动；葡萄球菌无鞭毛，只能做有限的颤动。

三、显微镜暗视野观察螺旋体（Observation of Spirochetes by Darkfield Microscope）

［材料］

1. 牙签、生理盐水、凹玻片、盖玻片、凡士林等。

2. 暗视野显微镜：由普通显微镜聚光器上加装暗视野环板即可。

［方法］

1. 制备悬滴标本：取 1 张盖玻片，滴加生理盐水 1 滴，以牙签挑取少量牙垢涂在盐水中制备悬滴标本。

2. 将标本片置于载物台上，以高倍镜或油镜暗视野观察。

［结果］

在黑色背景中可清楚地见到闪烁发亮的螺旋体，运动活泼。

【自学】

一、细菌接种环（针）(Inoculating Loop/Needle)

（一）构造和用途

接种环（针）由环（针）、金属柄和隔热柄组成。将 5～7cm 长的白金丝或镍合金丝固定在与隔热柄相连的金属柄上，前端卷（或不卷）成直径约 2～3mm 的小环即成接种环（针）（图 4－4）。接种环用于挑取细菌制备涂片、划线分离以及移种等；接种针主要用于挑取单个菌落进行穿刺接种。

（二）使用方法和注意事项

以横执笔方式握住接种环（针）的隔热柄部位。挑取细菌前后均需将环（针）在酒精灯火焰或微型电热灭菌器上烧灼至变红以灭菌。用酒精灯灭菌时，还需将接种环上部的整个镍合金丝和与其相连的金属柄也进行加热灭菌。灭菌结束离开火焰，待环（针）冷却后才能取菌。接种环（针）使用完毕应灭菌并放回接种架或电热灭菌器底座。

二、微型电热灭菌器 (Miniature Electric Sterilizer)

（一）原理和特点

采用电加热产生红外高温瞬间灭菌原理对接种环进行灭菌，具有不产生明火、不用燃料、操作安全简单等优点，可取代酒精灯，并可在生物安全柜中和多种环境中使用。

（二）使用方法

1. 预热　接通电源，将开关置于高热档，预热 15min。

2. 灭菌　将接种环（针）放入灭菌器的加热膛中（图 4－5），加热 2～7s 致铂金丝变红即可（铂金丝灭菌时间最短为 2s；直径 3mm 的琼脂类物质焚化时间最短为 7s）；并可将多个接种环放在架子上同时灭菌。

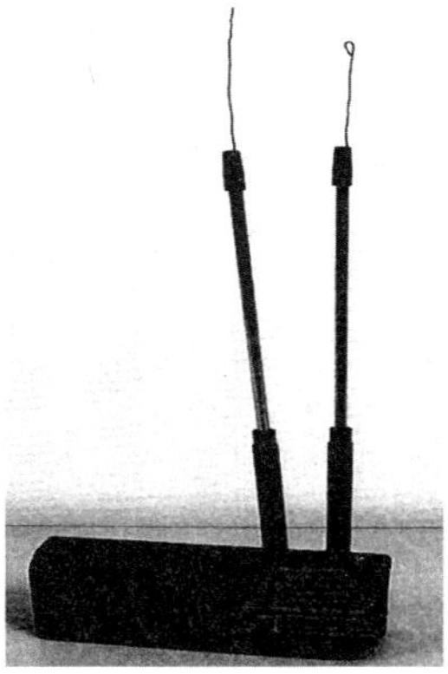

图 4－4　接种环（针）

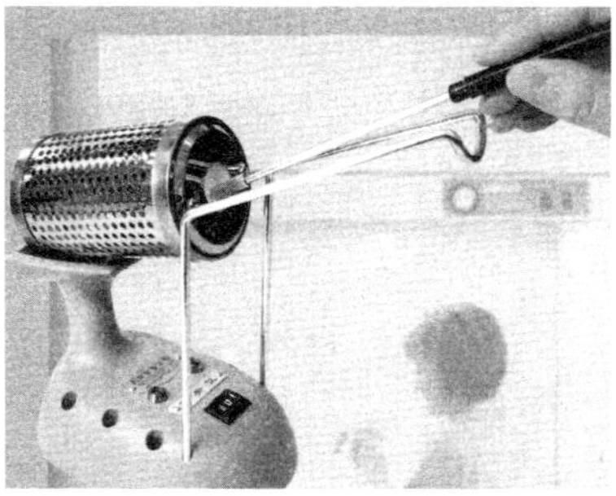

图 4－5　微型电热灭菌器

3. 待机与关机　灭菌器短时间不用可将开关置于低热档待机；长时间不用应关闭开关；实验结束后应拔掉电源。

（三）使用注意事项

1. 灭菌器周围不要放置易燃易爆物品。在灭菌器工作（850℃）、待机（600℃）及刚关闭电源时，加热膛外表均处于高温状态，应避免皮肤接触造成烫伤。

2. 加热膛外表的散热小孔请勿堵塞、遮盖；严禁将接种环（针）等导电物品插入散热孔和接缝中，以免触电。

3. 不要将接种环加热太长时间以免烫伤；严禁将含液体的试管口塞入加热膛内灭菌，以免发生液体溅出或爆裂伤人。严禁将塑料试管塞入加热膛。

4. 不要将灭菌器长时间置于高热档；实验结束应拔掉电源。

三、革兰染色（Gram's Stain）

（一）原理

1. 通透性学说　革兰阳性菌细胞壁的肽聚糖层较厚，结构致密，脂质含量少，乙醇不易渗入脱色；革兰阴性菌细胞壁的肽聚糖层较薄，结构疏松，且含大量脂质，乙醇易渗入。

2. 等电点学说　革兰阳性菌等电点的 pH 值为 2～3，革兰阴性菌为 4～5。因此，在 pH 7.4 条件下，革兰阳性菌所带负电荷比革兰阴性菌多，与带正电荷的结晶紫染料结合牢固，不易脱色。

3. 化学学说　革兰阳性菌菌体含大量核糖核酸镁盐，可与碘、结晶紫牢固结合，不易被乙醇脱色；而革兰阴性菌菌体含核糖核酸镁盐很少，故易被脱色。

（二）革兰染色的意义

1. 细菌分类　通过染色将细菌分为革兰阳性菌和革兰阴性菌两类。两类细菌的致病性和对抗菌药物的敏感性不同，因此，可指导临床用药。

2. 形态学观察　未染色细菌不易观察。经染色后，可观察细菌的基本形态和某些特殊结构。

【思考与讨论】

1. 细菌为何会呈现不同的颜色？革兰染色的结果与细菌构造有何联系？
2. 革兰染色在临床中有何实践意义？
3. 哪些细菌具有鞭毛和活泼的动力？检查细菌动力的方法还有哪些？
4. 悬滴法可用于何种疾病的快速诊断？
5. 口腔中存在哪些螺旋体？有何致病性？
6. 细菌的特殊结构与致病性有何关系？

实验 5　真菌形态和培养性状观察

Observation of Fungal Morphology and Colonies

【教学内容】

1. 形态观察：真菌培养性状、镜下形态。
2. 操作：棉兰染色法观察真菌形态。

【目的与要求】

1. 认识真菌的菌丝和孢子，区别单细胞真菌和霉菌的菌落特点。

2. 掌握真菌标本的制备方法和真菌感染的诊断方法。

【形态观察】

一、观察真菌（Fungus）菌落

观察酵母菌（yeast）、白假丝酵母菌（*Candida albicans*）和青霉菌（*Penicillium*）在沙氏（Sabourand）斜面培养基上形成的不同菌落，区别酵母型、酵母样和丝状菌落的不同。

1. 酵母型菌落（yeast type colony） 酵母菌等单细胞真菌在培养基表面生长形成的表面凸起、光滑、细腻、呈蜡样的圆形菌落，类似细菌菌落但大许多。

2. 酵母样菌落（yeast-like type colony） 如白色念珠菌的菌落，表面类似酵母型菌落，但其出芽繁殖时，芽管延长又未与母细胞脱离并向下伸入培养基内生长，形成假菌丝（pseudohypha）。

3. 丝状菌落（filamentous colony） 由霉菌（mold）形成。孢子（spore）和气生菌丝（aerial hypha）在培养基表面呈棉絮状、绒毛状、粉末状等，因霉菌种类不同而呈现不同的颜色；营养菌丝（vegetative hypha）向下生长植入培养基内，并且与气生菌丝呈现不同颜色。

二、观察真菌镜下形态

将青霉菌的钢圈培养玻片置于显微镜下，先用低倍镜找到视野，可看到细长的菌丝和成串的圆形孢子，然后换高倍镜观察。注意：钢圈内为活的未染色的真菌，观察时应降低聚光器，使光线变暗。

【操作】

真菌标本片的制作与观察

［材料］

1. 标本：①甲屑、皮屑或毛发等固体标本；②脓液、脑脊液等液体标本。

2. 封固剂：10% NaOH 或 KOH、生理盐水。

3. 载玻片、盖玻片、小镊子、酒精灯等。

［方法］

1. 标本制作 以镊子夹取少量固体标本于载玻片上，滴加一滴封固液，上覆盖玻片，将载玻片放在火焰上方微加热，使组织或角质溶解，但切勿过热以免产生气泡或烤干。也可将盖片稍加按压，使溶解的组织分散并使其透明，吸去周围溢液避免沾污盖玻片。

2. 不染色标本的检查 先用低倍镜检查有无真菌的菌丝或孢子，再以高倍镜检查其菌丝和孢子的特征。注意：镜检时需将光线调暗（降低集光器或调暗灯光）使物像清晰。

3. 乳酸酚棉蓝染色法（lactophenol cotton blue stain） 取洁净玻片一块，滴加 1 滴乳酸酚棉蓝染液，将皮屑标本放于染色液中，加上盖玻片（加热或不加热）后镜检。

［结果］

1. 不染色标本：在低倍镜下菌丝呈折光性较强、绿色纤维分枝丝状体；高倍镜下，菌丝呈分隔或呈节孢子，有时菌丝末端有较粗短的关节孢子。

2. 染色标本：可见真菌孢子呈深蓝色的规则球形或椭圆形，菌丝长杆状染成蓝色（见书后彩图 12～13）。

【思考与讨论】

1. 你所看到的真菌的镜下形态有何特点？

2. 酵母型菌落和酵母样菌落有何区别？假菌丝与致病性有何关系？

3. 真菌可引起哪些感染？如何快速诊断真菌感染？

实验 6　病毒的形态观察

Observation of Viral Morphology

【目的与要求】

掌握包涵体的概念和检查方法。

【材料】

1. 标本片：疱疹病毒（*Herpes Virus*）、腺病毒（*Adenovirus*）磷钨酸钾负染色标本。

2. 电子显微镜（参见实验 3）。

【形态观察】

一、光学显微镜观察包涵体

眼结膜上皮细胞姬姆萨（Giemsa）染色切片。先用低倍镜找到视野，然后换高倍镜或油镜观察。细胞的胞浆呈淡红色，细胞核紫色网状。包涵体位于胞浆，为深紫色圆形致密结构（见书后彩图 14～15）。

二、电子显微镜观察病毒

参观电镜室，观察疱疹病毒、轮状病毒形态（见书后彩图 16）。

【自学】

一、包涵体（Inclusion Body）

包涵体是病毒或衣原体在感染细胞内形成的特殊染色斑块，由病毒或衣原体颗粒组成。

根据病毒复制位置的不同，不同病毒可在感染细胞的不同位置形成包涵体，具有鉴别意义。如狂犬病毒包涵体（内基小体）位于胞浆，嗜酸性；腺病毒包涵体位于核内和胞浆内，嗜碱性。包涵体的形状有紧贴在细胞核上呈帽状包涵体；或呈长梭型或椭圆形的桑葚型；或填满细胞浆呈填塞型，将细胞核挤压变形。

二、病毒负染标本的制备和染色方法

1. 标本制备　血清标本取 0.2～1ml，等量蒸馏水稀释，15000r/min 离心后弃上清，重新悬浮沉淀物。粪便标本制成 1%悬液，3000r/min 离心 15～30min 后弃沉淀，取上清 15000r/min 离心 30～60min 后取沉淀物负染。

2. PTA（磷钨酸）染色　将处理后的标本滴在涂有载膜（炭、聚乙烯醇缩甲醛）的铜网上（下面垫滤纸吸去多余液体），滴加 20g/L（双蒸水配制）磷钨酸染料。干燥后即可镜检。

实验 7　寄生虫的虫卵形态观察

Observation of Parasites Ovum

【教学内容】

1. 粪便直接涂片法检查蛔虫卵。

2. 饱和盐水浮聚法检查钩虫卵。

3. 透明胶带法检查蛲虫卵。

【目的和要求】

掌握常见肠道寄生虫虫卵的形态特点和检查方法。

【操作】

一、粪便直接涂片法检查蛔虫（*Ascaris lumbricoides*）卵

［材料］

生理盐水滴瓶、载玻片、盖玻片、棉棍、吸水纸、镊子、来苏水缸（大小各一）。

［方法］

取1滴生理盐水滴在洁净的载玻片上，以棉棍蘸取极少量粪便在生理盐水中轻轻搅动混匀。将盖玻片自悬液的左侧外缘接触后再轻轻放下，注意勿使气泡产生。置显微镜下检查。

注意：

（1）滴加生理盐水要适量，一般1滴即可。盖玻片盖好后应无气泡、无四处流溢。如液体过多可用吸水纸由一侧吸除。

（2）粪便的涂量勿太多，以免影响清晰度难以观察；也勿过少使虫卵的检出机会减少。涂片的厚薄以能透过玻片见到讲义上的字为度。

（3）污染棉棍与吸水纸放入指定器皿中，切勿随意乱放。

（4）涂片观察完毕，用小镊子将盖玻片推入小来苏缸内，载玻片投入大来苏缸内。

（5）实验完毕需洗手。先在来苏水盆内洗1次，再用肥皂及自来水冲洗1次。

二、饱和盐水浮聚法检查钩虫（hookworm）卵

由于钩虫卵较饱和盐水比重小，能漂浮聚集在水面，故此法对钩虫卵的检出效果最好。也可用于检查蛔虫卵、鞭虫卵等其他线虫卵。

［材料］

饱和盐水滴瓶、盘尼西林小瓶、棉签、载玻片、盖片、来苏水缸。

［方法］

1. 配制饱和盐水　将食盐徐徐加入盛沸水的容器中，同时不断搅拌，直到食盐不再溶解为止。100ml沸水约需30～40g食盐（浓度约为37.5%，比重约为1.20）。将配好的饱和盐水装瓶备用。

2. 浮聚虫卵　先加少量饱和盐水于盘尼西林小瓶内，再取1g左右粪便（约黄豆粒大小）放入瓶中，用棉签搅拌，再加入适量饱和盐水。如有较大粪便残渣上浮应用棉签挑除，以免影响虫卵上浮。当饱和盐水接近瓶口时，改用滴管轻轻滴加，使液面略高于瓶口但不溢出为止。

3. 标本片制备　在瓶口轻轻覆盖载玻片，使之接触液面。如有气泡即为盐水少，可用滴管再滴加少许。静置15～20min，将载玻片提起并迅速翻转，防止玻片上的液体滴落，此时如有虫卵则集于载玻片之水膜上。盖上盖玻片，立即置低倍镜下检查，发现虫卵后换高倍镜观察。

三、透明胶带法检查蛲虫（*Enterobius vermicularis*）卵

雌蛲虫有在宿主肛周产卵的习性，故可用透明胶带法在肛周皱壁处粘取蛲虫卵。

［材料］

透明胶带、载玻片、棉签、二甲苯等。

［方法］

1. 标记　取透明胶带 1 条（长×宽，约 6cm×1.5cm）贴在载玻片上，旁留贴标签处。在标签上写明受检者姓名、年龄、性别、检查日期等。

2. 取样　检查时将胶带一端揭起，贴于受检者肛门皱褶处，用棉签轻轻按压，使胶带与肛周皮肤贴紧。取下胶带，复贴在载玻片上。

3. 镜检　显微镜下观察，可滴加少许二甲苯，使虫卵透明易见。

注意：

（1）检查虫卵时间以夜间入睡后 2～3h 至清晨未解大便前为宜。

（2）将胶带复贴于载玻片上时尽量贴平整，不要出现皱褶或气泡影响检查结果。

【思考与讨论】

粪便中可查到的寄生虫卵有哪些种类？各有何形态特征（见书后彩图 19）？

实验 8　细菌的接种和培养

Bacterial Inoculation & Culture

【教学内容】

1. 制备基础培养基。
2. 细菌的接种、培养方法。

【目的与要求】

1. 掌握基础培养基的制备方法和灭菌方法，为后续实验课做准备。
2. 掌握细菌分离培养的四区划线接种法、纯培养的斜面接种法和半固体穿刺接种法。
3. 掌握细菌的菌落观察方法。

【操作】

一、制备基础培养基（Preparation of Basic Medium）

［材料］

1. 试剂：营养琼脂粉，蒸馏水。
2. 其他：三角烧瓶、量筒、天平、称量纸/匙、无菌平皿、记号笔等。

［方法］

1. 称量　用天平称取营养琼脂粉，先计算所需的营养琼脂粉量。按每块平板培养基用量 15～20ml，每人 1 块平板，每 4 人一组，计算所需培养基的用量，再按说明书说明的比例称取所需营养琼脂粉的重量。

2. 配制　将称取的营养琼脂粉仔细放入三角烧瓶（注意不要沾在瓶口），按比例加蒸馏水溶解，瓶口塞上棉塞并用牛皮纸包扎。注意：三角烧瓶盛装液体培养基的体积不要超过 1/5。

3. 灭菌　将装有培养基的烧瓶经高压蒸气灭菌（121.3℃，103.43kPa，20min）后，冷却至 50～70℃备用。

4. 倒平板　打开生物安全柜风机运转 5～10min，在安全柜内将融化的琼脂倒入无菌的空平皿中并迅速轻轻摇匀。每块平皿约倒 15～20ml（约 2mm 厚度）。静置，待冷却后翻转，

4℃冷藏备用。

注意：

（1）倒碟时动作要迅速，一次倒够量，不要反复加量，避免产生气泡和不平整。

（2）做好的培养基应经过抽查检菌合格（放入培养箱中 37℃ 24h，无菌生长）才能使用。

二、细菌的接种、培养方法（Inoculation and Culture of Bacteria）

［材料］

1. 菌种：葡萄球菌（*Staphylococcus*）、大肠埃希菌（*E. coli*）的固体斜面培养物各 1 支，葡萄球菌和大肠埃希菌混合菌液 1 支。

2. 培养基：液体培养基、半固体培养基、固体斜面培养基、固体琼脂平板培养基。

3. 接种用具：接种环、接种针、酒精灯等。

［方法］

（一）分离培养（Isolation Culture） 分离培养的目的是从含混合细菌的标本中分离出致病菌（单个菌落的纯种细菌）。本实验采用四区划线分离法。

1. 标记 每人取普通琼脂平板一只，在板底外表边缘处做好标记。

2. 取样接种 用灭菌后的接种环挑取葡萄球菌和大肠埃希菌混合菌液，涂在平板培养基表面的一侧边缘。注意菌液用前需摇匀。

3. 四区划线 右手以横执毛笔的方式持接种环并使之与平板呈 30°夹角，利用腕力，自涂抹处连续向下平行密集划线，至平板的 1/3 宽度时停止，此为 1 区。以和 1 区划线呈 120°夹角的方向，用接种环从 1 区带过一条线，并连续向下平行划线至平板的 1/3 宽度时停止，此为 2 区。并依次划过 3 区和 4 区（图 8－1）。

注意：①每区划线只能前进，不能返回。②每区仅第一条线与上一个区交叉，后面的线不能和上一个区接触；尤其 4 区末端划线不能接触 1 区。③接种环的平面应和平板平行，不能相切，避免划破琼脂。

4. 培养 将平板底朝上倒置，37℃温箱培养 18～24h。

5. 观察结果 次日取出平板，观察有无单个菌落、比较两种菌落的形态、大小、表面、边缘、颜色，并涂片做革兰染色镜检。

（二）纯培养（Pure Culture） 纯培养是将分离培养中得到的可疑菌落进行扩增培养，以便于进一步鉴定；或对已鉴定出的细菌进行短期保存。

1. 固体斜面培养基接种法（图 8－2）

（1）左手握持菌种管（葡萄球菌或大肠埃希菌的固体斜面培养物）与待接种的培养基管，使斜面向上。

（2）右手持接种环，将环和柄通过火焰烧灼灭菌。

（3）以右手小指与无名指和小鱼际分别拔取并夹住两管棉塞，两管口通过火焰灭菌。

（4）以灭菌并冷却的接种环伸入菌种管，从斜面上沾取少许菌苔，再伸进待接种管，先自斜面底部向上划一直线，然后再由底部向上蜿蜒划线。注意不要划破培养基表面，沾菌的接种环进出试管时，均不应触及试管壁和试管口。

（5）接种完毕，两试管口通过火焰灭菌后塞上棉塞，做好标记。接种环烧灼灭菌后归位。

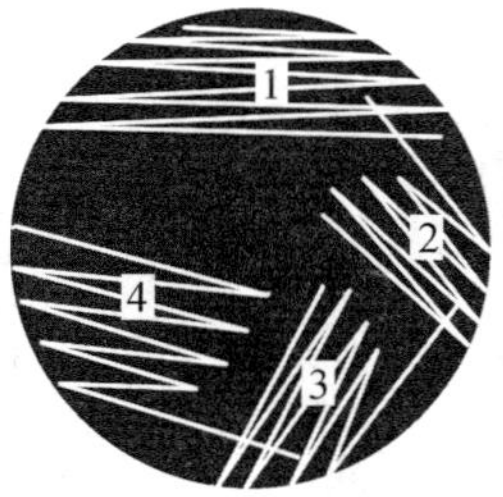

图 8-1 细菌四区划线分离示意图

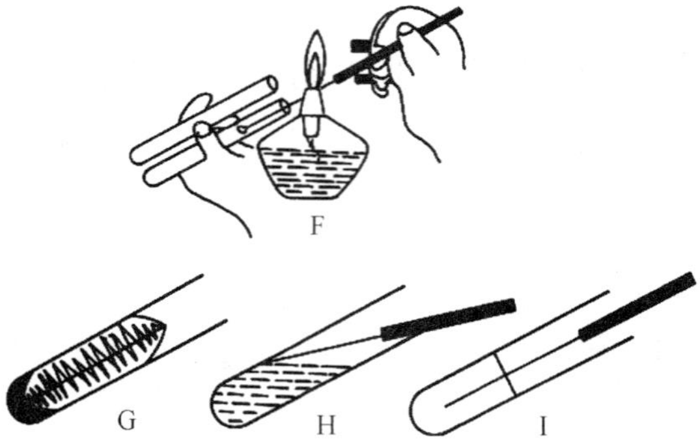

图 8-2 细菌各种接种方法示意图（采自刘水平图）

（6）培养：将接种管置 37 ℃温箱，培养 24h。次日观察，细菌在培养基上长出菌苔。

2. 半固体培养基接种法（图 8-2） 用于观察细菌的动力，也可用于保存菌种。

左手持待接种的半固体培养管与菌种管，右手持接种针火焰灭菌、冷却后，挑取细菌少许，自半固体中心垂直刺入至接近试管底部，然后原路退出。试管口灭菌后塞好棉塞。接种针重新灭菌后归位。置 37 ℃温箱，培养 24h。

次日取出培养管，观察穿刺线上细菌的生长情况。有鞭毛的细菌能够沿穿刺线向周围弥散或羽状生长，穿刺线模糊；无鞭毛的细菌只是沿穿刺线生长，穿刺线清晰。

3. 液体培养基接种法（图 8-2） 肉汤培养基可以作为血液、脑脊液中细菌的增菌培养。蛋白胨水、各种单糖发酵管做成的液体培养基可用于观察细菌的生化特性和细菌鉴别。

左手握持肉汤培养管，试管倾斜约 45°，用已灭菌的接种环挑取细菌（也可直接用无菌吸管吸取血液等标本），伸入试管中，在接近液面的管壁处轻轻研磨，使细菌均匀混合于培养液中，试管口灭菌后加塞。烧灼接种环。置 37 ℃温箱，培养 24h。

次日观察结果，根据菌种的不同可有均匀混浊、表面生长、沉淀生长等不同的生长现象。

【自学】

一、细菌培养基

培养基（culture medium）用于细菌体外培养时给细菌提供其生长所需的营养。按其所含物质不同分为基础培养基、营养培养基、鉴别培养基、选择培养基和特殊培养基等。按物理性状分为液体、半固体和固体培养基。

（一）基础培养基（Basic Medium）

基础培养基含有一般细菌生长繁殖所需要的基本营养物质，又称普通培养基。按其形状分为：

1. 肉汤培养基（broth） 每 100ml 中含牛肉膏 0.5g、蛋白胨 1.0g、氯化钠 0.5g 和蒸馏水 100ml，并由 0.02%酚红指示剂、0.1mol/L 和 1mol/L 两种浓度的 HCl 和 NaOH 溶液调节 pH 值至 7.6～7.8，高压灭菌后备用。肉汤培养基主要用于增菌培养。

2. 半固体培养基（semi-solid medium） 在肉汤中加入 0.2%～0.5%琼脂加热融化后分装试管（注意液体高度不超过试管高度的 1/3），高压蒸气灭菌后直立于试管架上冷凝后即成。半固体培养基主要用于观察细菌的动力和短期保存菌种（1 个月）。

3. 固体培养基（solid medium） 在肉汤中加入 2%～3%琼脂，高压蒸气灭菌后备用。包括斜面和平板。

（1）斜面（slant） 将灭菌后冷却至 50～60℃的营养琼脂管斜置，冷凝后即为琼脂斜面，可用于细菌的纯培养和菌种保存。

（2）平板（plate） 将灭菌后溶化的营养琼脂倾注于无菌平皿，冷凝后即成琼脂平板，主要用于细菌的分离、鉴定和菌落计数。

琼脂（agar）为海藻中提取的多糖物质，不能被细菌作为营养利用。琼脂在 98℃以上融化，45℃以下凝固，可作为培养基的赋形剂。现多采用商品化的营养琼脂粉配制基础培养基。

（二）营养培养基（Nutrient Medium）

于基础培养基中加入适量其他营养物，如血液、血清、酵母浸膏或生长因子，供营养要求较高的细菌生长繁殖，如链球菌、肺炎球菌、白喉杆菌等。常用的有：

1. 血清肉汤培养基 于肉汤培养基中以无菌操作加入 10%无菌动物血清。

2. 血琼脂平板 将 2%营养琼脂培养基融化，待冷却至 50℃左右时，以无菌操作加入 8%～10%脱纤维无菌羊血（或兔血），混匀后倾入无菌平皿，平放静置，冷凝后即成。

（三）鉴别培养基（Differential Medium）

在基础培养基中加入某种物质和指示剂，可检测不同细菌对同一物质的不同分解能力及代谢产物，如鉴别肠道杆菌的双糖铁培养管。其斜面含乳糖和硫酸亚铁氨，底层含葡萄糖，指示剂为酚红，通过检测肠道杆菌发酵葡萄糖和乳糖的能力及代谢产物、是否产硫化氢、有无动力而鉴别肠道杆菌中的致病菌。

（四）选择培养基（Selective Medium）

选择培养基是在基础培养基中加入某些化学物质，使之抑制某些细菌生长而有利于另一类细菌生长，或使生长的细菌菌落显示不同颜色，借以筛选所需要的细菌。如分离肠道致病菌常用的伊红美蓝平板和 SS 平板。

1. 伊红美蓝培养基（Eosin and Methylene Blue，EMB 平板）

肠道非致病菌如大肠埃希菌能分解培养基中的乳糖产酸，使伊红与美蓝结合，出现紫黑的金属光泽，故其菌落呈紫黑色。肠道致病菌不能分解乳糖，菌落较小，无色或半透明。此外，伊红和美蓝还是抑菌剂，可抑制革兰阳性菌生长。

2. SS 琼脂平板（Salmonella-Shigella agar，SS 平板）

是选择能力很强的肠道培养基。除基本营养物质乳糖外，以中性红为指示剂，碱性时为淡棕色，酸性时为红色。其中所含的硫代硫酸钠及枸橼酸铁为还原剂及大肠杆菌抑制剂。胆盐为沙门菌属和志贺菌属的增菌剂。胆盐与煌绿均可抑制大肠杆菌和革兰阳性球菌生长。

（五）特殊培养基

为满足某些细菌的特殊营养要求而制备的培养基，如罗氏培养基（培养结核杆菌）、鲍-金血平板（培养百日咳杆菌）、庖肉培养基（培养厌氧芽胞杆菌）等。

二、恒温培养箱（Incubator）（图 8－3）

1. 构造和工作原理 类似干烤箱。

2. 用途 主要用于人工培养细菌，通常将温度设定在 36～37℃。

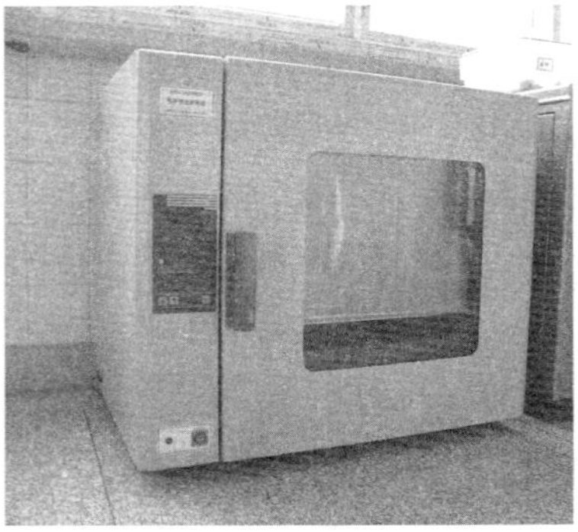

图 8-3　恒温培养箱

3. 使用注意事项　放置或取出培养物品时要及时关好箱门，避免长时间敞开箱门使箱内温度降低。箱内物品摆放不要过于拥挤，以免影响空气对流。

【思考与讨论】

1. 液体、半固体和固体培养基各有何用途？

2. 制备好的培养基必需具备哪些基本条件？

3. 细菌的分离培养、纯培养各有何用途？

实验 9　环境、物体及人体表的细菌培养及消毒灭菌

Culture vs Disinfection/Sterilization of Bacteria

【教学内容】

1. 暗视野显微镜和口腔悬滴、压滴标本中的微生物观察。

2. 手指皮肤、口鼻黏膜和物品表面细菌的检查和消毒实验。

3. 空气中的细菌培养及紫外线杀菌实验。

【目的与要求】

证实环境、物体和人体表都存在微生物，树立无菌观念。

【形态观察】

口腔内微生物观察

（一）螺旋体（*Spirochetes*）　观察牙垢压滴或悬滴标本（参见实验 4），在黑色背景中可清楚地见到细长、闪烁光亮的螺旋体，运动活泼。

（二）齿龈内阿米巴（*Entamoeba gingivalis*）

1. 滋养体活体　牙垢压滴标本，用低倍镜找到牙垢剔出物，再换高倍镜观察。滋养体无色透明，呈不规则形。内、外质分明，活动频繁，可伸出多个伪足。内质色暗，内含许多颗粒，有细菌、淀粉粒、细胞等。

2. 滋养体染色片　牙垢铁苏木素染色标本，油镜观察虫体直径为 10～20μm，一般为 20μm 左右。虫体形状不规则，分内质和外质。外质无色透明，可形成突起的伪足呈舌状或指状，一般为多个。内质色深，内含有食物泡和细胞核等结构。食物泡为大小不等的圆或椭

圆形，泡内为被吞噬的细菌、淀粉粒，白细胞，偶见红细胞。核 1 个亦成泡状，核仁居中或偏心。

【操作】

一、手指皮肤、黏膜和物品表面的细菌检查及消毒实验

[材料]

普通琼脂平板、75%酒精棉球、2%碘酒棉球、无菌生理盐水、无菌棉拭子。

[方法]

每 2 人取普通琼脂平板一只，用蜡笔在平板底部的外面画“米”字将平板分为 8 个区（每人 4 个区），分别用蜡笔标明 1、2、3、4 区，做如下实验：

1. 以食指直接按压在培养基 1 区表面；然后用 2%碘酒和 70%酒精擦拭后在 2 区按压。注意：既不要用力太重将琼脂压破；也不要太轻使手印未印上。

2. 用无菌棉拭子蘸无菌生理盐水，分别擦拭口腔或鼻腔黏膜，然后在 3 区表面涂抹。

3. 取硬币、纸张等物品在 4 区培养基表面轻轻按压。

4. 将培养皿盖好后翻转使其底朝上，置培养箱 37℃培养 24h。次日观察培养结果。

二、空气中的细菌培养及紫外线杀菌实验

本实验采用自然沉降法。每组取两只普通琼脂平板，打开盖（将皿底叠在皿盖上）使培养基暴露在空气中 30min。1 只平皿直接盖好盖、倒扣；另 1 只平皿置紫外线灯下距离 1m 内处照射 30min 后，关闭紫外线灯，取出平皿盖好盖、倒扣。2 只平皿均置于 37℃温箱中培养 18～24h。

[结果]

次日取出培养物，观察是否有细菌生长及菌落形态。挑取菌落做涂片、革兰染色，观察其镜下形态。

【思考与讨论】

1. 被检各物品是否分离到细菌？你的实验结果所见的菌落和镜下形态有何特点？

2. 空气、皮肤、口腔中是否存在细菌？该实验结果对你今后的医疗实践工作有何警示作用？医护人员在医疗工作中应如何防止病人发生医院内感染？

3. 紫外线杀菌的原理是什么？使用紫外线灯杀菌应注意哪些问题？

实验 10　细菌总数测定（平板菌落计数）

Viable Cell Count

【教学内容】

1. 口服中成药（丸药）的细菌总数检测。

2. 生活饮用水细菌总数的检测。

【目的与要求】

1. 掌握口服中成药（丸药）中细菌总数的测定方法。树立药品制备中的无菌观念。

2. 掌握饮用水细菌总数的检测方法和倾注培养法。并举一反三，运用于其他样品如食物的细菌总数检测。

【操作】

一、口服中成药（丸药）的细菌总数检测

［材料］

1. 待检口服中成药（蜜丸或水丸）。

2. 培养基

（1）普通琼脂固体培养基（培养细菌）；

（2）玫瑰红钠琼脂培养基（培养霉菌）；

（3）酵母葡萄糖琼脂培养基（培养酵母菌）。

3. 无菌生理盐水、无菌空平皿、1ml无菌吸管、均质器、天平、水浴箱等。

［方法］

1. 稀释待检中成药

（1）天平称取待检口服中成药丸（如山楂丸）10g，置无菌生理盐水溶液100ml中，用均质器混匀，得到1∶10稀释液。

（2）用1ml无菌吸管吸取1∶10稀释液1ml，加入装有9ml无菌生理盐水的试管内，得到1∶100的稀释液，依次10倍稀释，得到1∶1000的稀释液。

（3）将预先制备好的各种培养基管置于水浴箱中加热溶化并保温（约50℃）。

2. 倾注培养（pour plate） 以无菌吸管分别取3个不同稀释度的待检样品各1ml，放入无菌平皿中，再注入加热溶化的培养基约10ml混匀，凝固后将平皿倒置，放入37℃培养箱培养。每个稀释度应做3个平皿。每一种培养基做一个无菌生理盐水对照。

【观察结果及菌落计数】

1. 菌落计数时间 细菌培养分别在24h及48h时观察有无细菌生长并计数菌落，一般以48h为准。霉菌、酵母菌培养48h及72h时计数菌落，以72h为准。

2. 正常值 每克正常蜜丸培养菌落数为细菌＜10000个，霉菌＜500个。

3. 细菌总数 为每克待检药品含有的活菌总数。报告规则：

（1）一个稀释度细菌菌落数在30～300之间乘以稀释倍数。

（2）两个稀释度菌落数在30～300之间，高/低稀释度比＜2者报告均数；＞2者报菌数多的。

（3）三个稀释度菌落数在30～300之间，报告两个高稀释倍数的均数。

（4）没有30～300之间时，取接近30或300菌落的稀释倍数。

4. 霉菌总数 每克或每毫升待检药品含有的活霉菌（包括酵母菌）总数。菌落计数方法同细菌。

注意：实验中应注意无菌操作，避免操作过程混入杂菌再污染，影响检查结果。

二、生活饮用水细菌总数的检测

［材料］

1. 待检水样 自来水、矿泉水、池水等。

2. 无菌平皿、高层琼脂培养基、吸管。

［方法］

1. 取水样 用无菌吸管吸取1ml待检水样，置于无菌空培养皿中。

2. 加琼脂 将高层琼脂培养基约15ml加热溶化，水浴保温50℃左右，倾入培养皿中，

立即与水样混匀，静置待凝。

3. 培养、计数菌落　将培养皿翻转，置37℃温箱中培养18～24h，观察结果。对菌落进行计数，即为每毫升水样品中的细菌总数。

【思考与讨论】

1. 合格的饮用水中，细菌总数的正常值是多少？你检测的水样的实验结果是多少？
2. 如何检测一种奶粉中的细菌总数是否超标？

实验11　凝集反应

Agglutination Reaction

【教学内容】

1. 直接凝集实验玻片法测定ABO血型。
2. 反相间接凝集实验测定AFP。
3. 间接凝集抑制实验检测HCG。

【目的与要求】

掌握凝集实验的原理和用途，并能举一反三联系该实验的其他用途。

【操作】

一、直接凝集试验（Direct Agglutination）玻片法鉴定血型

［材料］

1. 抗A血清、抗B血清。
2. 消毒用碘酒、酒精及干棉球。
3. 一次性无菌刺血针、毛细滴管、小试管、生理盐水、载玻片、蜡笔。

［方法］

1. 取耳血　用碘酒和酒精棉球消毒被检者的耳垂或手指末梢，用刺血针刺破皮肤，取1～2滴血放入盛有约0.5ml生理盐水的试管中，混匀使成红细胞悬液。

2. 滴加抗体　取洁净载玻片1张，用蜡笔画3条纵线将其分为两格，分别标记为“抗A”、“抗B”。直接用抗A血清和抗B血清试剂瓶分别滴加1滴抗血清于载玻片的相应区域（注意严防两种抗体相混）。

3. 滴加待测血液　用毛细滴管取待检红细胞悬液，分别加1滴于玻片上的抗A和抗B血清中。手持玻片轻轻倾动，使血清和血球充分混匀。置室温5～10min后，观察有无凝集颗粒出现。必要时，可置低倍镜下检查。

［结果］

1. 阳性（＋）：红细胞凝集呈细沙状，周围液体澄清。如A型血液中红细胞表面有A抗原，则与抗A血清中的A抗体结合，出现凝集。

2. 阴性（－）：红细胞不凝集，仍呈均匀混浊的悬液。

【思考与讨论】

1. 你的实验是何结果？如何根据实验结果判断ABO血型？根据试验结果填写下表。

表 11-1　ABO 血型的鉴定

样本编号	抗 A 血清（+/-）	抗 B 血清（+/-）	血型
标本 1			
标本 2			
标本 3			
标本 4			

2. 如果发生血型不合的错误输血，体内的红细胞会发生什么变化？

3. 直接凝集试验还可用于何处？该试验方法的优点和局限性是什么？

二、反向间接凝集试验（Reverse Indirect Agglutination）检测甲胎蛋白（α-fetoprotein，AFP）

[材料]

1. 诊断血细胞：吸附了抗 AFP 抗体的血细胞。

2. 血清：待检血清、阴性对照血清、阳性对照血清、生理盐水。

3. 其他：V 型微量血凝板、试管、滴管等。

[方法]

1. 稀释血清　将待检血清用生理盐水作 1∶10、1∶100、1∶1000 稀释。

2. 加血清　以滴管将每个稀释度的血清及阳性、阴性对照血清依次各加 1 滴于 V 型微量血凝板的各孔内（注意：各血清及不同稀释度血清要分别使用各自的滴管）。

3. 加诊断血细胞　于各血清孔内分别滴加 1 滴诊断血细胞（注意：诊断血细胞用前需摇匀）。

4. 振荡混匀　将两块血凝板轻轻互相对撞，使之内容物混匀。室温下静置 50～60min，观察结果。

[结果]

将血凝板置于白色背景上，先观察对照孔结果无误后，再根据下列标准判断待检血清的结果。待检血清只有出现阳性（++）才有诊断意义。

1. 阴性（-）：红细胞无凝集，全部自然下沉于孔底，形成致密小红点，边缘整齐、光滑。

2. 阳性（+）：红细胞大部分沉积在孔底成致密圆点状，边缘有少量散在凝集红细胞。

3. 阳性（++）：凝集的红细胞在孔底形成薄层，中心可见沉积的红细胞形成疏松的红点。

4. 阳性（+++）：大量凝集的红细胞形成薄层，均匀地铺在孔底及周边，中心隐约可见少量未凝集的红细胞形成的小红点。

5. 阳性（++++）：全部红细胞凝集形成薄层铺于孔底及周边，边缘有时可向内翻卷。

【思考与讨论】

1. 你的实验结果如何？同一份标本，几个同学做的结果有无差异？原因何在？

2. 试阐述该实验的原理、优点、局限性以及在临床的其他用途。

三、间接凝集抑制试验（Indirect Agglutination Inhibition Assay）测定 HCG

［材料］

1. 待检尿、阳性尿、阴性尿。
2. 诊断血清：兔抗人 HCG 免疫血清。
3. 诊断抗原：吸附了绒毛膜促性腺激素（HCG）的乳胶颗粒。
4. 载玻片、滴管等。

［方法］

1. 标记加样　取 1 张载玻片，用蜡笔划线分为 3 格并作标记，分别用滴管滴加 1 滴待检尿、阳性和阴性对照尿于各格内（注意：各尿液分别用各自的滴管，不要互相混用）。

2. 加诊断血清　每格各加 1 滴诊断血清（以试剂瓶直接滴加），轻轻倾动玻片使之混匀。

3. 加诊断抗原　每孔各加 1 滴乳胶抗原，倾动玻片混匀，静置 3～5min 后观察结果。

［结果］

1. 阳性尿：不出现凝集，为均匀混浊乳状液。
2. 阴性尿：出现凝集，呈白色细沙样颗粒，周围液体澄清。

【思考与讨论】

1. 你的实验结果是什么？为什么阳性尿不出现凝集而阴性尿出现凝集？
2. 试分析间接凝集实验和间接凝集抑制实验的原理以及应用方面的不同。

【自学】

凝集反应（agglutination）是指颗粒性抗原与相应抗体在适当浓度电解质和一定温度的条件下，互相结合并形成肉眼可见的颗粒的反应。

凝集反应有多种类型（图 11－1）。根据抗原是否需要载体颗粒而分为直接凝集和间接凝集。直接凝集即抗原本身就是颗粒性的，无需载体；只要抗原抗体中有一方已知，即可测定另一方是否存在。间接凝集即抗原本身是可溶性的，需吸附在红细胞、乳胶或活性炭等载体颗粒上，但只能用于测定抗体，不能测抗原。改进的方法有间接凝集抑制试验和反向间接凝集试验，前者是利用待检样本中的可溶性抗原与已知相应抗体结合后，可以抑制抗体再与吸附在载体颗粒上的相同抗原结合而不出现凝集；后者是直接将已知抗体吸附在载体颗粒上。这两种方法的优点是可以测可溶性抗原，利于临床早期诊断。

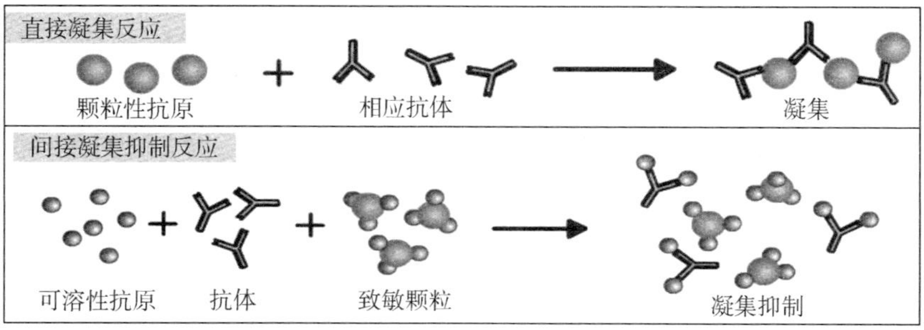

图 11－1　凝集反应示意图（采自司传平图）

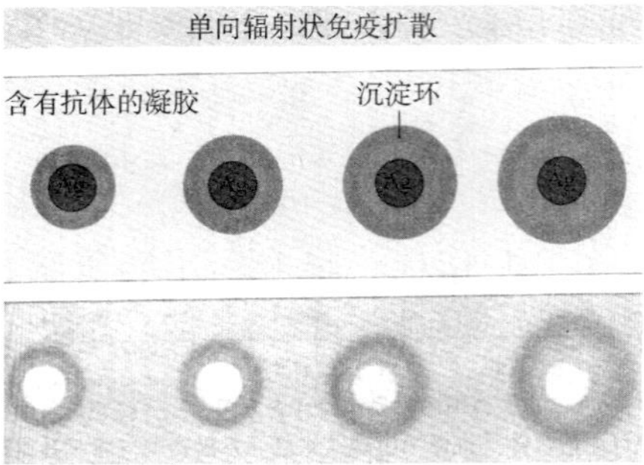

图 12－1 单向琼脂扩散沉淀环（采自司传平图）

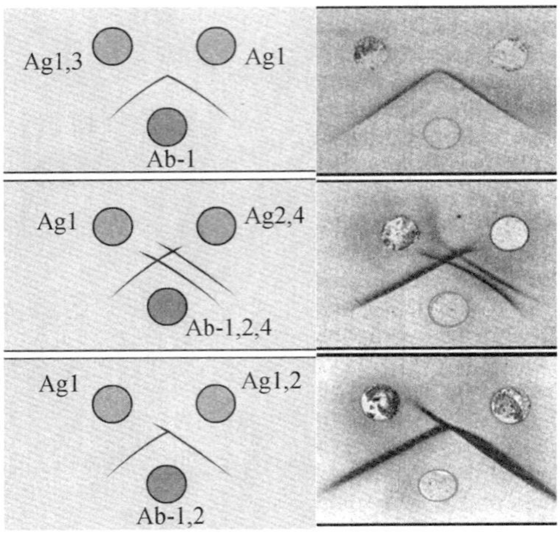

图 12－2 双向琼脂扩散沉淀线（采自司传平图）

实验 12　沉淀反应

Precipitation Reaction

【教学内容】

1. 单向免疫扩散实验。
2. 双向免疫扩散实验。
3. PEG 环状沉淀法测定血清循环免疫复合物。

【目的与要求】

掌握沉淀反应的原理和单向免疫扩散试验、双向免疫扩散及环状沉淀实验的原理及用途。

【操作】

一、单向免疫扩散试验（Single Immunodiffusion Test）测定人血清 Ig

［材料］

1. 抗体　人 IgG、IgM、IgA 检测试剂盒（即含抗人 IgG、IgM、IgA 抗体的琼脂板）。
2. 抗原　待检人血清标本 1 号、2 号。
3. 其他　生理盐水、微量加样器、塑料吸头、湿盒（有盖方瓷盘内加湿纱布）。

［方法］

1. 稀释血清　将待测血清用生理盐水作 1∶4 稀释。
2. 加样　用微量加样器取稀释后的单份血清标本加入琼脂板的孔中（测 IgG 加 5μl，测 IgM 加 20μl，测 IgA 加 10μl），每份标本应各加两孔。
3. 孵育　将加好样的试剂盒作好标记，水平放入湿盒中，置 37℃温箱，24h 后观察结果。

注意：加血清样品时，每吸取一份标本均应更换塑料吸头。

［结果］

取出琼脂板，可见清晰的乳白色沉淀环（图 12－1）。直接以扩散板背面的刻度读出各孔沉淀环的直径（mm），从标准含量表中（表 12－1）查出各直径对应的 IgG、IgM、IgA 含量（g/L），乘以血清稀释倍数，即为待测血清中 IgG、IgM、IgA 的实际含量。

表 12－1　正常人血清免疫球蛋白含量表

IgG				IgA				IgM			
直径 mm	浓度 g/L	直径 mm	浓度 g/L	直径 mm	浓度 g/L	直径 mm	浓度 g/L	直径 mm	浓度 g/L	直径 mm	浓度 g/L
3.5		6.8	17.80	3.5		6.8	1.96	3.5		6.8	1.007
3.6		6.9	18.40	3.6		6.9	2.13	3.6		6.9	1.036
3.7		7.0	19.00	3.7		7.0	2.10	3.7		7.0	1.064
3.8		7.1	19.90	3.8		7.1	2.19	3.8		7.1	1.105
3.9		7.2	20.80	3.9		7.2	2.28	3.9		7.2	1.146
4.0	6.20	7.3	21.70	4.0	0.68	7.3	2.37	4.0	0.400	7.3	1.190
4.1	6.48	7.4	22.60	4.1	0.71	7.4	2.46	4.1	0.410	7.4	1.230
4.2	6.76	7.5	23.50	4.2	0.74	7.5	2.55	4.2	0.430	7.5	1.270
4.3	7.04	7.6	24.40	4.3	0.77	7.6	2.64	4.3	0.450	7.6	1.310
4.4	7.32	7.7	25.30	4.4	0.80	7.7	2.73	4.4	0.470	7.7	1.350
4.5	7.60	7.8	26.20	4.5	0.83	7.8	2.82	4.5	0.480	7.8	1.390
4.6	7.88	7.9	27.10	4.6	0.86	7.9	2.91	4.6	0.500	7.9	1.430
4.7	8.16	8.0	28.00	4.7	0.89	8.0	3.00	4.7	0.515	8.0	1.470
4.8	8.44	8.1	29.20	4.8	0.92	8.1	3.14	4.8	0.530	8.1	1.540
4.9	8.72	8.2	30.40	4.9	0.95	8.2	3.28	4.9	0.544	8.2	1.620
5.0	9.00	8.3	31.60	5.0	0.98	8.3	3.42	5.0	0.560	8.3	1.690
5.1	9.40	8.4	32.80	5.1	1.02	8.4	3.56	5.1	0.580	8.4	1.760
5.2	9.80	8.5	34.00	5.2	1.06	8.5	3.70	5.2	0.604	8.5	1.830
5.3	10.20	8.6	35.20	5.3	1.10	8.6	3.84	5.3	0.626	8.6	1.900
5.4	10.60	8.7	36.40	5.4	1.14	8.7	3.98	5.4	0.650	8.7	1.970
5.5	11.00	8.8	37.60	5.5	1.18	8.8	4.12	5.5	0.670	8.8	2.040
5.6	11.40	8.9	38.80	5.6	1.23	8.9	4.26	5.6	0.691	8.9	2.110
5.7	11.80	9.0	40.00	5.7	1.28	9.0	4.40	5.7	0.710	9.0	2.185
5.8	12.20	9.1	41.80	5.8	1.33	9.1	4.60	5.8	0.735	9.1	2.250
5.9	12.60	9.2	43.60	5.9	1.39	9.2	4.80	5.9	0.760	9.2	2.318
6.0	13.00	9.3	45.40	6.0	1.45	9.3	5.00	6.0	0.780	9.3	2.380
6.1	13.60	9.4	47.20	6.1	1.51	9.4	5.20	6.1	0.810	9.4	2.450
6.2	14.20	9.5	49.00	6.2	1.57	9.5	5.41	6.2	0.840	9.5	2.520
6.3	14.80	9.6	50.80	6.3	1.63	9.6	5.62	6.3	0.870	9.6	2.700
6.4	15.40	9.7	52.60	6.4	1.69	9.7	5.84	6.4	0.900	9.7	2.760
6.5	16.00	9.8	54.40	6.5	1.75	9.8	6.06	6.5	0.920	9.8	2.840
6.6	16.60	9.9	56.20	6.6	1.82	9.9	6.27	6.6	0.950	9.9	2.950
6.7	17.20	10.00	58.00	6.7	1.89	10.00	6.48	6.7	0.980	10.00	3.100

正常人血清 IgG、IgM、IgA 含量的参考值为：IgG 8～14.5g/L；IgM　0.7～1.9g/L；IgA 1.1～2.8g/L。

二、双向琼脂扩散（Double Agar Immunodiffusion Test）检测血清甲胎蛋白（α-fetal protein，AFP）

［材料］

1. 抗体　抗 AFP 抗体。

2. 抗原　待检血清、AFP 阳性血清、AFP 阴性血清。

3. 1%琼脂管、塑料小盒、打孔器、微量加样器及塑料吸头、电炉、搪瓷杯、湿盒等。

[方法]

1. 融化琼脂　将 1%琼脂管放入瓷杯，杯内加水置电炉上加热至琼脂融化，关闭电炉。

2. 铺板　将已溶化琼脂倒入塑料小盒，使成厚度约 2～3mm 琼脂板，待冷凝。

3. 打孔　捏扁打孔器皮头，将打孔器垂直插入凝固的琼脂底部后松开皮头，轻轻原路退出打孔器。孔的排列本试验采用三角型（图 12 - 2）。注意：孔间距一般不超过 1cm。

4. 加样　用微量加液器，每孔 10μl。1 号孔加抗体；2、3 孔分别加待测血清和阳性对照；另 1 同学的 2、3 孔分别加待测血清和阴性对照。注意：每加一样品均需更换吸头，以防影响实验结果。加样若外溢可用吸水纸吸去。

5. 孵育　琼脂板标记后放湿盒中，置 37℃温箱，24h 后观察结果。

[结果]

1. 相同反应　待测样品与阳性对照抗原相同，形成融合性沉淀弧（图 12 - 2 上）。

2. 非相同反应　各沉淀线交叉，说明两孔中抗原完全不同（图 12 - 2 中）。

3. 部分相同反应　沉淀线融合但出现支线，说明两孔中抗原部分相同（图 12 - 2 下）。

三、环状沉淀法（Ring Precipitation Test）测定血清循环免疫复合物（Circulating Immune Complexes，CIC）

[材料]

1. 血清　待测标本（1 号）、正常对照（2 号）。

2. 试剂　6%PEG 溶液（相对分子质量 6000）、硼酸缓冲液（0.1mol/L，pH8.4）、71.4%CsC1 溶液或 70%蔗糖溶液。

3. 3mm×50mm 沉淀管、1ml 吸管、小试管、吸管皮头、离心机、分光光度计等。

[方法]

1. 稀释血清　将 1、2 号血清标本均作 1∶4 稀释。即 0.1ml 血清+0.3ml 硼酸缓冲液混匀。

2. 加反应物　取小试管 4 支，编号 1、2、3、4，按表 12 - 2 分别加入反应物。混匀后置 4℃冰箱过夜。

3. 形成环状沉淀　取 4 支离心管，标明 1、2、3、4 号。先于各管内加入 CsCl 溶液（或蔗糖溶液）0.1ml，然后分别在各管内加入上述相应小试管中的溶液 0.1ml（加液时沿管壁缓缓加入，避免与 CsCl 溶液或蔗糖溶液混合）。

表 12 - 2　PEG 环状沉淀法加样表（ml）

管号	1	2	3	4
6%PEG	0.2	0.2	-	-
0.1mol/L 硼酸缓冲液	-	-	0.2	0.2
1∶4　1 号血清	0.2	-	0.2	-
1∶4　2 号血清	-	0.2	-	0.2

4. 离心　将 4 支管离心 1000 r/min，10min，取出离心管观察结果。

[结果]

1. 阳性　出现白色沉淀环则表示该管有 CIC 存在；同时对照管（2、3、4 管）不出现白色沉淀环。

2. 阴性　检测管与对照管相同，不出现白色沉淀环，即检测管内无 CIC 存在。

【自学】

一、沉淀反应（Precipitation Reaction）

是指在一定温度和电解质存在的条件下，可溶性抗原（细菌毒素、血清蛋白、组织细胞浸出液等）与相应抗体以合适的比例结合并形成肉眼可见的沉淀物。

沉淀反应有三种主要形式：(1) 环状沉淀反应（ring precipitation test），用于检测可溶性抗原，如法医学中常用的血迹鉴定；(2) 凝胶中沉淀反应（precipitation reaction in gel），如单向扩散、双向扩散、对流电泳、免疫电泳；(3) 絮状沉淀反应，如检验梅毒患者血清中抗体的康氏试验、检测毒素或类毒素的絮状沉淀单位测定等。

（一）双向琼脂免疫扩散实验（Double Agar Immunodiffusion Test）原理

双向免疫扩散是将可溶性抗原与相应抗体同时在琼脂孔中扩散，彼此相遇后形成特异性沉淀线。当抗原、抗体存在多个系统时，可呈现多条沉淀线乃至交叉反应。依据沉淀线的形态、清晰度及位置可了解抗原或抗体的若干性质，如浓度、特异性、纯度等。

（二）单向琼脂免疫扩散实验（Single Agar Immunodiffusion Test）原理

将已知抗体与琼脂混合并倾注在玻片上。待琼脂凝固后打孔，再将定量待测抗原加入孔中。当抗原由孔中向周围扩散后与琼脂中的抗体结合，形成白色沉淀环。环的直径（面积）与抗原浓度呈正相关。同时用标准抗原或国际参考蛋白制成标准曲线，即可用以定量检测未知标本的抗原浓度（mg/ml 或 U/ml）。

（三）循环免疫复合物（Circulating Immune Compounds，CIC）

由血清中抗体与相应抗原结合而形成，正常情况下可被机体清除。若 CIC 在局部沉积并激活补体，可造成局部组织的损伤和炎症。

循环免疫复合物的分子量和游离免疫球蛋白（immunoglobulin，Ig）的相对分子质量显著不同，可分别在不同浓度的聚乙二醇（polyethylene glycol，PEG）中沉淀。采用低浓度（血清终浓度 3%～5%）PEG 使血清中 CIC 沉淀，可用于辅助诊断某些因感染形成的免疫复合物而导致的疾病。

二、离心机（Centrifuge）（图 12－3）

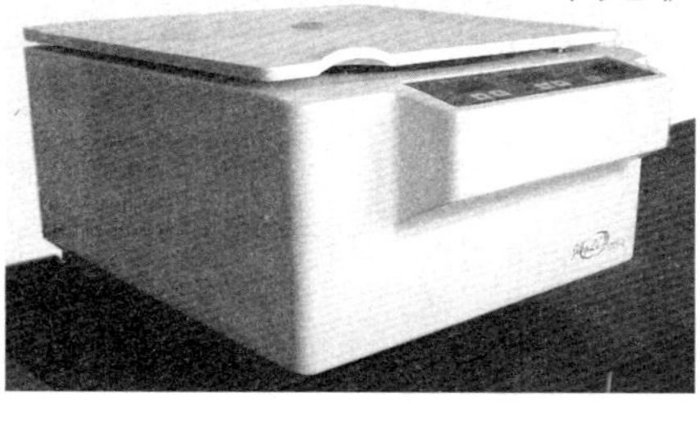

图 12－3　离心机

1. 构造和工作原理　主要由容器室内的转盘和离心头、以及底座内的电动机、转速调节器组成。冷冻离心机里还含有制冷剂。转盘固定在电动机上，其吊环可配有水平离心头或角度离心头。转速可通过旋纽或微机控制。一般低速离心机最高转速为 4000r/min，高速离心机最高转速可达 16000r/min。

2. 用途　低速离心机广泛用于血清、细胞的分离；高速离心机适用于蛋白质、DNA 等微量样品的快速分离。

3. 使用操作流程

检查面板上旋纽是否复位（0 位）

↓

将等量样品放入各离心管，并对称放入离心头

↓

合盖，接通电源，指示灯亮，根据所用离心头的不同选择 1 号或 2 号位置开关

↓

根据需要，通过转速调节旋纽选择转速、时间，开始离心

↓

离心结束，待停机后将转速调节旋纽复位，取出离心管

↓

盖好盖，关机，切断电源

4. 使用注意事项

（1）离心机运行时严禁开盖、移动机器。

（2）离心管需对称放置并进行重量配平后才可进行离心。

（3）使用前需检查离心管是否完好、无裂缝和老化。

【思考与讨论】

1. 同学之间互相比较和分析单扩散、双扩散实验结果。同一份标本得出的结果是否完全相同？有哪些因素可以影响实验结果？比较两者之间的异同和用途。

2. 单扩散、双扩散还可用于临床检测哪些物质？

3. 正常人免疫球蛋白 IgG 含量是多少？哪些情况下可以升高或降低？

4. AFP 检测对于乙肝患者有何意义？用双扩散法检测 AFP 和其他抗原有哪些不足？

实验 13　酶联免疫吸附实验

Enzyme-Linked Immunoabsorbent Assay，ELISA

【目的与要求】

掌握双抗体夹心法检测 HBV 表面抗原（HBsAg）的原理和方法。

【材料】

1. 血清　待检血清、阳性对照血清、阴性对照血清；

2. 抗体　HBs 抗体、酶标 HBs 抗体；

3. 酶标反应板（聚苯乙烯 96 孔板）；

4. 包被缓冲液　0.05mol/L　pH9.6 碳酸钠-碳酸氢钠缓冲液；

5. 洗涤液　0.01mol/L　pH7.4 PBS；

6. 底物　pH5.0 磷酸盐-枸橼酸盐缓冲液配制的邻苯二胺（OPD－H_2O_2）；

7. 终止液　2mol/L H_2SO_4；

8. 移液器、滴管、吸水纸、酶标仪等。

【方法】

1. 抗体包被　在96孔酶标反应板中设6个试验孔。各孔滴加用包被缓冲液稀释的1∶500HBs抗体，0.1ml/孔，4℃过夜。

2. 封闭　弃包被液，各孔加入1%BSA（封闭液）0.3ml/孔，37℃ 2h。弃封闭液，各孔加洗涤液后静置20s，弃洗液并甩去余水，重复洗3次，最后在吸水纸上拍干。

3. 加待测抗原　第1、2、3孔分别加入不同稀释度的待检血清（1∶10、1∶100、1∶1000，每份待检样品应平行作2份）；第4、5、6孔分别加入阳性血清、阴性血清和空白对照（PBS），0.2ml/孔，37℃ 40min（注：因为课时受限，本实验下列步骤在下次实验课进行，其间反应板置4℃冰箱过夜）。洗涤同上。

4. 加酶标抗体　除空白对照外，各孔加入酶标抗体0.1ml/孔，37℃ 30min。洗涤同上。

5. 加底物　各孔加入OPD－H_2O_2溶液，0.2ml/孔，室温5min。

6. 加终止液　各孔加入2mol/L H_2SO_4，0.05ml/孔，即刻观察结果。

7. 观察结果　用肉眼观察颜色变化；或于20min内，用酶标仪（波长450nm，用空白孔调零）测定各孔OD值。

【结果】

1. 定性　肉眼观察。阴性为无色或微黄色；阳性随抗原稀释度不同而呈现深浅不同的黄色。

2. 定量　记录酶标仪测定的各标本OD值。

（1）临界值（C.O.）＝2.1×阴性对照OD平均值。阴性对照OD值小于0.05，按0.05计算，大于0.05按实际值计算。

（2）待检标本OD值/ C.O.≥1，为HBsAg阳性。

【自学】

一、酶联免疫吸附试验（Enzyme-Linked Immunoabsorbent Assay，ELISA）

抗原或抗体与酶结合形成的酶标记物仍保持免疫活性和酶活性。酶标记抗体或抗原与吸附在固相表面的相应抗原或抗体结合后，加入酶作用底物后显色，颜色的深浅与相应的抗原或抗体量成正比。观察结果既可根据是否显色判断待检物中有无特异的抗原或抗体（定性）；也可通过酶标仪或分光光度计对抗原或抗体进行定量。ELISA由于其微量、特异、高效、经济、简便等优点而广泛应用于生物和医学领域的微量物质测定。

ELISA的种类很多（图13－1），主要包括间接法，用于测定抗体；双抗体夹心法，主要用于测定大分子抗原。

二、微量可调移液器（Micropipette）

（一）构造和用途

微量可调移液器主要由器身、精密自锁微量计数系统、旋组式容量调节器、活塞按钮和推卸吸嘴的弹射按钮组成（图13－2）。通过调整旋纽，移液器在一定容量范围内可选择不同移液量，自0.1μl至10ml有多种不同规格。活塞按钮有两个阻力位，吸液和排液时分别按至不同阻力位，主要用于分子生物学实验中各种微量试剂及样品的吸取加样。

（二）使用方法

转动旋纽选取所需容量刻度，将吸嘴套在移液器前端，以右手掌和四指握住器身、拇指轻按活塞按扭至第 1 阻力位，将吸嘴插入待吸液面 2～3mm，放松拇指，液体被吸入吸嘴；将液体转移至另一容器内，轻按活塞按扭至第 2 阻力位，液体释出；轻按弹射按钮推掉吸嘴。

使用注意事项　每吸取一种不同液体或样本，均需更换吸嘴。

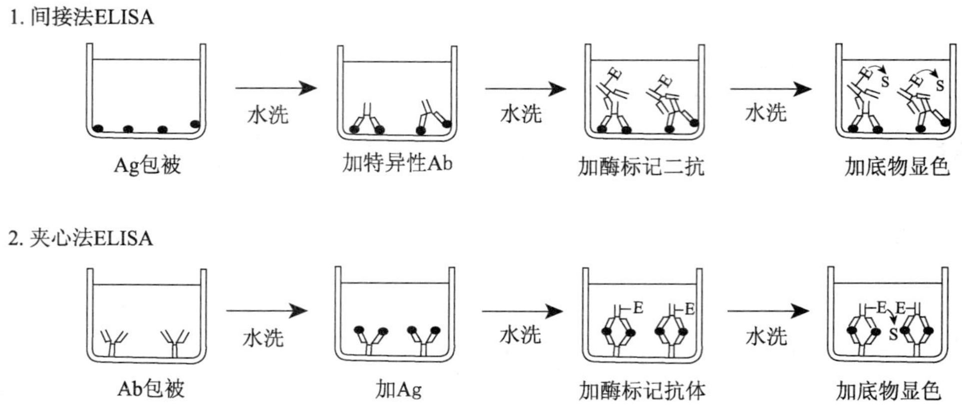

图 13－1　ELISA 原理示意图

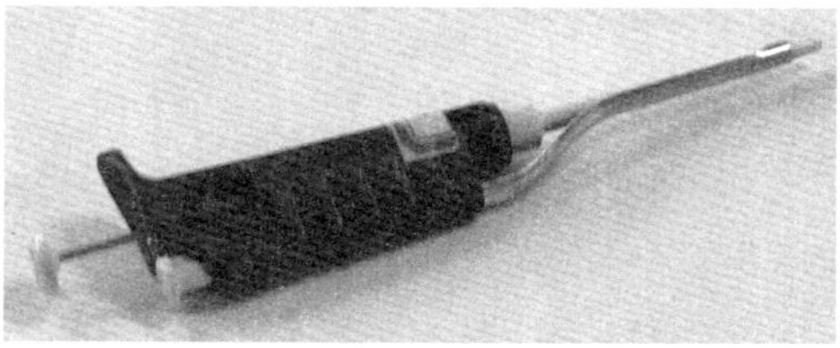

图 13－2　微量可调移液器

【思考与讨论】

1. ELISA 实验有哪些类型？实验为什么要设阳性对照、阴性对照和空白对照？为什么每份待检样品要平行作两份？影响实验结果的因素有哪些？

2. 与凝集反应、沉淀反应相比，ELISA 有哪些明显的优点？

第二部分　综合实验

综合实验一　脓标本和咽拭子的细菌检查

Detection of Bacteria in Pus & Pharynx Swab

【教学内容】

1. 操作：（1）细菌的涂片染色、分离培养和培养性状观察；（2）血浆凝固酶实验；（3）抗链球菌溶血素“O”实验。

2. 病例讨论。

3. 录像：细菌的分离培养、感染性临床标本的采集。

【目的与要求】

1. 了解采集脓标本时的注意事项和病原性球菌的鉴定程序。

2. 了解血浆凝固酶试验的操作方法及其在葡萄球菌致病性判定上的意义。

3. 了解抗链“O”实验的原理和临床应用。

4. 实验报告总结引起化脓性感染的常见细菌种类、区别不同化脓性球菌的培养特点和镜下特点、以及鉴定程序及结果。

【病例摘要】

病例 1　10 岁男儿，持续高热半月伴右上腹痛、厌食、畏寒、体重减轻、乏力。入院查体：T 39.8℃，患儿面苍白呈贫血状，消瘦；心肺听诊未见异常；肝肿大并有触痛和扣击痛。右脚底有一局部脓肿。实验室检查：血常规 WBC 12×10^9/L，NEU（中性粒细胞）0.9，核左移，有中毒颗粒。X 线和超声波检查可见肝区多个脓疡。诊断肝脓疡。

问题：感染由何种病原引起？通过何种途径引起？如需病原学诊断可采用哪些方法？

病例 2　5 岁患儿，高热、咽痛、伴膝关节游走性疼痛。查体：T 39.5℃，咽峡充血，表面有脓性分泌物，颌下及颈淋巴结肿大，右膝关节红肿，小腿内侧可见数个轮廓清楚的环行红斑。实验室检查：血常规 WBC 11×10^9/L，NEU 0.85，C 反应蛋白阳性。

问题：临床诊断怀疑为咽炎伴风湿性关节炎。如何通过微生物学和免疫学实验证实该诊断？

病例 3　70 岁男性患者，醉酒后突起发热、咳嗽、痰多伴胸痛。有吸烟史 50 余年，近年出现慢性支气管炎和慢性阻塞性肺气肿。查体：T 39.1℃，急性病容，呼吸急促，鼻翼扇动，唇绀，左肺呼吸音减低，有湿啰音。实验室检查：血常规 WBC 10.8×10^9/L，NEU 0.75，核左移。胸部 X 线检查显示左肺下叶大片均匀密度增高阴影。临床诊断细菌性肺炎。

问题：该病例肺炎由何种病原引起？如何通过微生物学检查明确病原学诊断？

实验 14　模拟脓标本和口/咽部细菌的分离培养

Isolation of Bacteria in Mimic Pus & Oral Cavity/ Pharynx

【材料】

1. 待检脓标本 1、2、3（对应病例 1～3 号）。

2. 血平板。

3. 接种环、微型灭菌器、记号笔、无菌棉拭子、革兰染液、玻片等。

【方法】

1. 脓标本的涂片、革兰染色和显微镜检查：参见实验 4。

2. 脓标本的分离接种　分离培养方法参见实验 8。可直接用脓拭子（或以灭菌后接种环挑取脓标本）涂在血平板的一侧边缘，再换接种环四区划线接种。

注意：4 名同学合作，3 人各接种 1 份脓标本，1 人以无菌棉拭子在咽部涂抹后同法接种。

3. 培养　将平皿底朝上倒置，37℃温箱培养 18～24h。

4. 观察结果　次日取出平皿，观察有无单个菌落、菌落的形态、大小、表面、边缘、颜色及溶血性，并涂片做革兰染色镜检。

实验 15　模拟脓标本的分离培养结果鉴定

Results of Isolated Bacteria from Mimic Pus

【操作】

一、观察细菌培养性状

仔细观察上次实验的分离培养结果，比较不同脓标本和口/咽部细菌的菌落特点和溶血特点，涂片革兰染色镜检，做出初步判断。

二、血浆凝固酶实验（Coagulase Test）（玻片法）

[材料]

上次实验课的分离培养物、兔血浆、生理盐水、玻片、滴管等。

[方法]

1. 标记　取洁净玻片一张，用蜡笔划线使其分成左右两区。

2. 加血浆　在玻片的左右区分别滴加 1～2 滴兔血浆和生理盐水（对照）。

3. 加细菌　接种环灭菌后，挑取分离培养中可疑葡萄球菌菌落分别在生理盐水和兔血浆内研磨混匀，并即刻观察结果。

4. 观察结果　阳性出现颗粒性凝块；阴性仍表现为均匀混浊。

注意：结果观察完毕及时将玻片放入消毒桶内。

三、过氧化氢酶（触酶）实验（Catalase Test）

[材料]

上次实验课分离培养物、玻片、3%H_2O_2

［方法］

用接种环挑取葡萄球菌可疑菌落，置于洁净玻片上，滴加 3% H_2O_2 溶液 1～2 滴。

［结果］

阳性：于半分钟内产生大量气泡，为葡萄球菌。

阴性：不产生气泡为链球菌。

注意事项：触酶实验不宜用血琼脂平板上的菌落，因红细胞内含有触酶，会出现假阳性反应；此外，陈旧培养物可丢失触酶活性，而出现假阴性反应。因此每次做触酶实验一定要用阳性菌株和阴性菌株做对照。阳性对照可用金黄色葡萄球菌，阴性对照可用链球菌。

四、抗链球菌溶血素“O”试验（Antistreptolysin O，ASO Test）

［材料］

待检病人血清、抗“O”乳胶试剂、生理盐水、吸管、黑色反应板或玻片、牙签等。

［方法］

1. 稀释血清　待检病人血清用生理盐水稀释成 1∶50。

2. 加血清　取黑色反应板或玻片，划分 3 格，分别滴加待测血清、阳性及阴性对照血清各 1 滴（约 50μl）。

3. 加溶血素　各孔分别滴加溶血素“O”1 滴，用牙签搅动 2min 使其混匀。

4. 加乳胶溶血素　各孔分别滴加乳胶溶血素“O”试剂 1 滴，搅动约 8min（在室温 18～20℃的条件下进行。若室温升高 10℃，反应时间缩短 2min；反之则延长 2min）。

5. 目测观察结果　出现明显凝集者为阳性（+），不凝集者为阴性（－）。

注意：①搅拌时牙签不能混用，以免造成误差。②所使用的滴管口径大小应一致，以保证滴液量一致。③严格掌握时间，当加入胶乳抗原后，轻搅至规定时间应立即记录结果，超时出现的凝集不判断为阳性。④溶血、高脂血症、高胆红素血症、高胆固醇血症、类风湿因子阳性及被细菌污染的标本都会影响试验结果。⑤乳胶试剂不可冻存，宜存放于 4℃冰箱中，有效期为 1 年，用前应摇匀。

【自学】

一、葡萄球菌（*Staphylococcus*）（见书后彩图 1）

包括致病性葡萄球菌和表皮葡萄球菌。致病性葡萄球菌能产生金黄色色素、溶血素和血浆凝固酶；在血平板上形成透明溶血环；使人或兔血浆中的纤维蛋白原变成不溶性纤维蛋白附着于细菌表面形成颗粒状凝块。表皮葡萄球菌产白色和柠檬色色素，无溶血素和血浆凝固酶。

二、链球菌（*Streptococcus*）（见书后彩图 2）

包括甲型、乙型和丙型。正常人咽部可携带甲型链球菌和肺炎链球菌。两者均形成草绿色溶血环。甲型链球菌在血平板上形成透明凸起的小菌落；肺炎链球菌延长培养时间后因含自溶酶而使菌落中心凹陷呈“脐状”，可与甲型链球菌区别。乙型溶血性链球菌为致病菌，在血平板上形成透明溶血环。

三、过氧化氢酶（触酶）实验（Catalase Test）

用于鉴别葡萄球菌和链球菌。葡萄球菌产生过氧化氢酶（触酶），能将对细菌有害的 H_2O_2 分解成无害的水和氧气，而链球菌无此酶。

四、抗链“O”实验（Antistreptolysin O Test）

乙型溶血性链球菌产生的溶血素“O”（streptolysin O，SLO）具有很强的抗原性，85%～90%感染者在感染后2～3周时血清中出现相应抗体“抗溶血素O”。将链球菌溶血素“O”与聚苯乙烯乳胶颗粒共价交联制成乳胶抗原，此抗原与患者血清中抗溶血素“O”抗体相遇即可发生特异性结合，使携带溶血素“O”的乳胶颗粒出现肉眼可见的凝集。正常人血清中均含有一定滴度的抗“O”抗体，因此被测血清应先加入定量的溶血素“O”中和正常水平的抗体，以排除对诊断结果的影响。

五、脓标本的采集方法

通常以无菌棉拭子采集脓汁或病灶分泌物。深部脓肿先用碘酒、酒精棉球消毒局部皮肤，用无菌注射器抽取深部脓液，或手术切开后以无菌棉拭子采集。取得标本后应立即送检。

六、脓标本的检验程序

化脓性感染常由化脓性球菌引起。此外，还有杆菌（如大肠杆菌、绿脓杆菌、变形杆菌、结核杆菌、产气荚膜杆菌、枯草杆菌）、真菌、放线菌、螺旋体等也可能在脓标本中见到。由化脓性球菌引起的感染标本的检查程序如下：

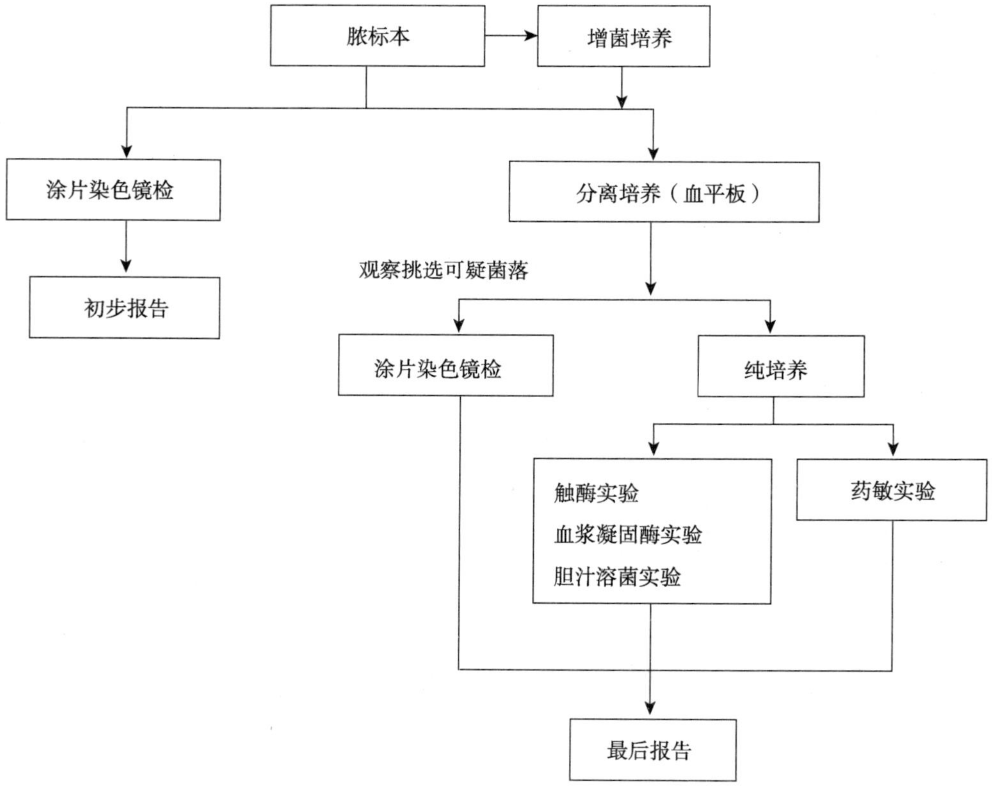

【思考与讨论】

1. 结合病例摘要，分析每份标本的实验检查结果，并与小组内其他同学的结果比较，总结化脓性球菌的形态和菌落特征，讨论如何通过实验室快速诊断化脓性感染。

2. 你在脓拭子和咽拭子的涂片染色标本中看到了何种细菌？根据其形态、排列和染色性，能否做出初步判断？

3. 除化脓性球菌之外，还有哪些细菌可引起化脓性感染？

4. 乳胶法抗链“O”实验的原理是什么？还可以通过哪种类型的免疫学技术检测抗链“O”抗体？

5. 化脓性感染的治疗首选何种药物？在本次模拟脓标本的实验设计中还缺少哪项实验？

【实验报告】

总结脓标本的检验程序和结果，并绘化脓性球菌镜下形态。

综合实验二　呼吸道感染常见病原生物的实验室检查

【教学内容】

1. 形态观察　肺炎球菌、结核分枝杆菌、白喉棒状杆菌、腺病毒、流感病毒、冠状病毒、卡氏肺孢菌、卫氏并殖吸虫（肺吸虫）。

2. 操作　模拟痰涂片抗酸染色检查结核分枝杆菌、直接涂片法检查肺吸虫虫卵。

3. 录像　呼吸道感染常见病原

实验 16　呼吸道感染常见细菌和病毒

Common Bacteria and Viruses in Respiratory Tract

【目的与要求】

1. 了解引起呼吸道感染的常见细菌形态。

2. 掌握痰涂片制作方法、抗酸染色法和结核分枝杆菌的形态。

【形态观察】

1. 肺炎链球菌（*Streptococcus pneumoniae*，肺炎球菌，*pneumococcus*）　通过显微镜油镜头观察小鼠腹腔液涂片。注意观察肺炎球菌的矛头状形态、成双排列、钝端相对的特点，以及菌体外周椭圆形的透明荚膜（见书后彩图 3。油镜头使用方法参见实验 3）。

2. 结核分枝杆菌（*Mycobacterium tuberculosis*）　观察罗氏（Lowenstein）培养基上的结核杆菌培养物。注意其菌落特点为乳白色或黄色的干燥颗粒状或菜花状粗糙型菌落。

3. 白喉棒状杆菌（*Corynebacterium diphtheriae*）　观察白喉棒状杆菌奈瑟染色标本片，注意其菌体呈细杆状，异染颗粒染成棕褐色（见书后彩图 4）。

4. 病毒（Viruses）　电镜观察流感病毒（influenza virus）、冠状病毒（coronavirus）、腺病毒形态（adenovirus）。

【操作】

模拟肺结核痰标本涂片、抗酸染色观察结核分枝杆菌形态。

【材料】

1. 模拟肺结核病人痰液。

2. 抗酸染液　①初染液：石炭酸复红；②脱色液：3%盐酸酒精；③复染液：碱性美蓝。

3. 载玻片、接种环、酒精灯、火柴、染色架、染色缸、洗瓶、记号笔、吸水纸等。

【方法】

1. 标本片制备　参见实验4。

2. 抗酸染色（acid-fast stain）

(1) 初染　将已固定并冷却的标本片置于染色架上，滴加①号染液石炭酸复红数滴，覆盖在菌膜上，染色10min（注意勿使染液干涸）；也可在载玻片下方以酒精灯加热至出现蒸气（勿煮沸或煮干）染色5min。用洗瓶内的水洗去染液，甩去余水。

(2) 脱色　滴加②号液3%盐酸酒精数滴于菌膜上脱色，约1min，至菌膜内无游离红色脱下为止。同前水洗。

(3) 复染　滴加③号液碱性美蓝，复染1min，水洗同前。将标本片夹在吸水纸本中吸干残水。

3. 镜检　在标本片上滴加1滴镜油后，置显微镜油镜头下镜检。在淡蓝色背景下可见染成红色的、细长略带弯曲的杆菌，并有分枝生长趋向，为抗酸染色阳性菌。其他细菌和细胞呈蓝色（见书后彩图5）。

注意：①制作真正的结核痰标本片时，取过痰液的接种环应先在稀石炭酸液中洗去残余物质后再在火焰上烧灼。因结核杆菌脂类含量较多，直接燃烧易形成气溶胶引起污染。②整个操作过程中忌用红色蜡笔。

【思考与讨论】

1. 可引起呼吸道感染的病原生物还有哪些？

2. 对大叶性肺炎和肺结核患者的痰涂片应各采取何种染色方法？为什么？

3. 肺炎球菌的荚膜与毒力有何关系？结核杆菌的毒力与哪些因素有关？

实验17　卫氏并殖吸虫（肺吸虫）和卡氏肺孢菌

Paragonimus westermani*（Lung fluke） and *Pneumocystis carinii

【目的与要求】

1. 掌握肺吸虫的虫卵及成虫的形态特点、寄生部位及致病作用、中间宿主的特征和传播途径。通过观察包囊和感染肺标本，熟悉痰液检查的诊断方法。

2. 掌握卡氏肺孢菌包囊的形态特征，为实验诊断奠定基础。

【病例摘要】

中年男患者，因低热、干咳伴胸痛2周，加剧3天入院。

患者于2个月前食入大量醉蟹和生鱼片。近2周出现刺激性咳嗽伴轻度胸痛，夜间加剧。初为干咳，渐出现白色黏稠且带腥味的痰，痰量不多。入院查体：T37.6℃，唇、甲轻度发绀，左手食指和中指指腹可见三个针样出血点。HR 83次/min，右下肺呼吸音低，左下肺有少量湿啰音。右上腹压痛不适。胸部X片显示右肺中、下叶有密度不均匀、边界模糊的圆形浸润阴影，双侧胸腔少量积液。入院诊断肺部感染，给予抗菌治疗1周无效。实验室复查：WBC 16.3×10^9/L，EOS 60%，EOS绝对计数 3.68×10^9/L。

【形态观察】

一、卡氏肺孢菌（*Pneumocystis carinii*）

感染小鼠肺组织印片，姬氏染色，油镜观察卡氏肺孢菌包囊。可见囊壁不着色，成熟包囊内含 8 个香蕉形囊内小体，其中各有 1 个紫红色细胞核，细胞质呈蓝色（见书后彩图 5）。

二、卫氏并殖吸虫（*Paragonimus westermani*，肺吸虫，*lung fluke*）

（一）生活史各期镜下标本

1. 虫卵（ovum） 低倍镜观察见虫卵呈金黄色，椭圆形，（80～118）μm×（48～60）μm，近卵盖处最宽。卵的形状常不对称，大小变化较大。高倍镜下卵盖清晰可见，常稍倾斜。也有缺卵盖者（因虫卵的位置关系可见不到卵盖）。卵盖与卵体连接处呈现隆起，略增厚。卵壳较厚且厚度不均匀，与卵盖相对的一端往往增厚。卵内含 1 个卵细胞和多个卵黄细胞。前者常位于近卵盖一端，但在固定标本内与卵黄细胞不易区分。

2. 成虫（adult） 解剖镜观察。虫体前端有口吸盘，腹部中央有腹吸盘，二者大小相近。睾丸 1 对，分叶状，左右并列于虫体后 1/3 处；卵巢分叶状，子宫盘曲成团与卵巢并列，内充满金黄色虫卵。卵黄腺分布虫体两侧，肠管分支，弯曲向体后延伸。

3. 囊蚴 低倍镜观察。囊蚴呈圆形或椭圆形，有内、外两层囊壁。外壁薄、易破；内壁厚而坚韧。囊内可见到幼虫口、腹吸盘与黑褐色的排泄囊及呈螺旋状弯曲的肠管。

（二）成虫和中间宿主肉眼标本

1. 成虫 椭圆形，大小约为（7.5～12）mm×（4～6）mm，背面隆起，腹面扁平，形如半颗花生米，新鲜标本为肉红色，固定后呈青砖色，腹面中央可见乳白色腹吸盘，前端为口吸盘。

2. 第一中间宿主 川卷螺，体大，黑褐色，螺旋粗大。

3. 第二中间宿主 石蟹或蝲蛄。

（三）肺吸虫感染狗肺病理标本

表面隆起的相应部位为肺组织内有成虫寄生的囊状病灶。

【操作】

模拟痰液检查肺吸虫虫卵。

【方法】

1. 直接涂片法 在洁净的载玻片上滴加 1～2 滴生理盐水，挑取少许新鲜铁锈色痰液，涂片镜检。若被检阴性，可采用下述离心沉淀法。

2. 离心沉淀法 留取肺吸虫病患者 24h 痰液，置小烧杯中，加入等量 10%NaOH 溶液，用玻璃棒搅匀，置 37℃温箱，待痰液消化成稀液状后，分装于离心管内，以 1500r/min 离心 5～10min，弃去上清液，取沉渣涂片，镜检虫卵。

注意：涂片时注意取铁锈色部分血痰。

【实验报告】

绘肺吸虫虫卵彩图并标注：卵壳、卵细胞、卵黄细胞、卵盖。

【思考与讨论】

1. 引起肺部感染的常见病原生物有哪些（结合微生物学）？各通过何种途径感染人体？各自的形态有何特征？如何通过病原学检查区别不同种类的病原生物以明确诊断？

2. 该病例应诊断为何种感染性疾病？有哪些线索可提供诊断依据？应采用哪些实验室检查方法明确诊断？

综合实验三　肠道感染常见病原生物的实验室检查

【教学内容】

1. 形态观察：（1）肠道杆菌、轮状病毒、腺病毒的形态。（2）肠道感染原虫、线虫、绦虫和吸虫的成虫和生活史各期形态。（3）肠道寄生虫感染病理标本。

2. 操作：（1）模拟粪便标本的细菌学检查。（2）粪便标本的寄生虫虫卵检查。

3. 录像：肠道细菌的分离鉴定。

实验 18　肠道感染常见细菌和病毒

Enteric Bacteria & Viruses

【目的与要求】

了解引起肠道感染的常见细菌和病毒的形态。

【形态观察】

一、肠道细菌

1. 大肠埃希菌（*E. coli*）、志贺菌（*Shigella*）　革兰染色片，油镜观察。大肠埃希菌和志贺菌镜下形态均为两端钝圆的革兰阴性短小杆菌，大小约（0.4～0.7）μm×（1～3）μm，个别菌体可呈近似球状或长丝状，多分散排列。镜下无法区别两者（见书后彩图 6、7）。

2. 伤寒沙门菌（*Salmonella typhi*）　鞭毛镀银染色片，油镜观察。菌体为深褐色杆状，较短粗，其周围鞭毛纤细弯曲，为浅褐色。有些鞭毛已脱离菌体，呈散在褐色丝状物（见书后彩图 8）。

3. 霍乱弧菌（*Vibrio cholerae*）　革兰染色片，油镜观察。菌体略带弯曲，人工培养传代后可变为杆形，大小约（0.5～0.8）μm×（1.5～3）μm，散在排列，革兰染色阴性（见书后彩图 9）。

二、肠道病毒

1. 轮状病毒（rotavirus）　电镜下观察其形态呈球形，直径约 60～80nm，有双层衣壳，壳微粒呈放射状排列如车轮状。

2. 腺病毒（adenovirus）　电镜观察其为无包膜的、20 面体立体对称的小球形颗粒。

【思考与讨论】

1. 肠道杆菌中不同种细菌的形态有何共同特点？从形态上可以区分这些细菌吗？怎样区别肠道中的大肠埃希菌和致病菌？

2. 肠道杆菌的革兰染色片中为什么看不到鞭毛？有哪些方法可以证实细菌有鞭毛？肠杆菌科中那些细菌没有鞭毛？

3. 肠道杆菌中哪些细菌是致病菌？各引起何种疾病？其毒力因子有哪些？

4. 轮状病毒和腺病毒各引起何种疾病？

实验 19　肠道细菌的培养和鉴定

Culture and Identification of Enterobacteria

【目的与要求】

1. 了解肠道细菌的分离鉴定程序和方法。

2. 掌握大肠埃希菌和肠道致病菌的生化反应鉴别要点。

3. 掌握直接凝集反应的原理及其在细菌鉴定和伤寒杆菌抗体检测中的应用。

【录像】 肠道细菌的分离鉴定。

【操作】

一、肠道杆菌的分离培养（Isolation Culture of Enterobacteria）

［材料］

1. 标本　大肠埃希菌和痢疾志贺菌混合肉汤培养物。

2. 培养基　SS 平板（或 EMB 平板）。

3. 其他　接种环、微型电热灭菌器或酒精灯。

［方法］

将细菌标本四区划线（参见实验 8）接种于 SS 或 EMB 平板，37℃培养 18～24h。次日取出观察结果。

［结果］

观察平板的 3、4 区内是否分离出单个菌落，注意比较大肠埃希菌和痢疾志贺菌形成的不同菌落（表 19－1）。挑取 1 个透明的可疑致病菌菌落，一半做纯培养，另一半做涂片、革兰染色镜检。

表 19－1　肠道杆菌在 SS 培养基上的菌落特点

肠道杆菌种类	菌落特征
致病菌菌落（痢疾志贺菌）	小菌落，d 小于 2mm，无色、透明
非致病菌菌落（大肠埃希菌）	大菌落，d 大于 2mm，红色、不透明

二、肠道杆菌的纯培养（Pure Culture of Enterobacteria）

［材料］

1. 待检细菌　取粪便标本分离培养中的单个可疑菌落。

2. 克氏双糖管、接种针、微型电热灭菌器等。

［方法］

1. 挑取可疑菌落　右手持接种针，在火焰中烧灼灭菌、冷却后在培养基上挑取无色透明可疑菌落。

2. 接种克氏双糖铁琼脂管（Kligler's iron agar，KIA）

（1）左手持双糖铁培养管，使斜面朝上。以右手小指和小鱼际肌夹住试管塞，试管口烧灼灭菌。

（2）将带菌的接种针垂直插入双糖管底部，然后原路退出并在斜面上轻轻划一直线；再自下而上在斜面上蜿蜒划蛇行线。

（3）试管口烧灼灭菌，盖好盖。接种针灭菌归位。

3. 标记、培养　试管用标记笔写上标本号、接种日期等，37℃培养 18～24h。次日观察结果。

[结果]

根据表 19－2，初步判断所分离的细菌种类。

表 19－2　常见肠道杆菌双糖铁培养管的培养结果

菌种	底层（葡萄糖）	斜面（乳糖）	硫化氢	动力	备注
大肠埃希菌	⊕	⊕*	－	±**	非致病菌
变形杆菌	⊕	±	＋	＋	
克雷伯菌属	⊕	＋	－	－	
志贺菌	＋	－	－	－	致病菌
伤寒沙门菌	＋	－	－/＋	＋	
甲、乙型副伤寒沙门菌***	⊕	－	＋＋	＋	

* 因在斜面，气体无法收集，故看不到。

** 肠侵袭性大肠埃希菌无动力，为致病菌。

*** 乙型副伤寒沙门菌现名“肖氏沙门菌”。

三、肠道杆菌的血清学鉴定

根据克氏双糖铁的培养结果做出初步鉴定，选用已知诊断血清做玻片凝集试验（参见实验 11 凝集反应）。

[材料]

1. 待鉴定细菌　取双糖铁培养管内的纯培养细菌。
2. 诊断血清　志贺菌免疫血清。
3. 玻片、生理盐水、接种环、蜡笔等。

[方法]

1. 标记　取洁净玻片 1 张，用蜡笔划为两等份，在玻片的左上角作标记。
2. 加血清和盐水　在玻片的左右区分别滴加生理盐水和志贺菌诊断血清 1～2 滴。
3. 加待测菌　接种环灭菌后，刮取少许双糖管斜面上的细菌纯培养物，先与玻片左侧的生理盐水混匀，再与右侧的已知免疫血清混匀。轻轻摇动玻片 1～2min 后观察有无凝集颗粒出现。

[结果]

1. 阳性（＋）　肉眼可见细沙样凝集颗粒，周围液体变清。
2. 阴性（－）　细菌悬液仍均匀混浊，无凝集颗粒。

四、沙门菌感染的血清学检测——肥达试验（Widal test）

[材料]

1. 待测血清 0.2ml 1 支。

2. 诊断抗原　4 支。

①伤寒沙门菌菌体抗原 O；

②伤寒沙门菌鞭毛抗原 H；

③甲型副伤寒沙门菌鞭毛抗原 PAH；

④乙型副伤寒沙门菌鞭毛抗原 PBH。

3. 生理盐水、试管、试管架、吸管等。

［方法］

1. 标记　每组取 28 支洁净试管，在试管架上排成 4 排，每排 7 支，各按 1～7 编号，第 1 管需做抗原标记。

注意：1 排试管只加 1 种抗原，测 1 种抗体；每个同学做 1 排试管，4 人为 1 组。

2. 稀释血清

①吸取生理盐水 0.5ml 分别加入各排第 2～7 管。

②吸取 3.8ml 生理盐水，加入含 0.2ml 待测血清的试管内混匀。此时血清为 1∶20 稀释，共 4ml，分别加入 1～4 排的 1 号试管各 1ml。

③倍比稀释　各排试管均从第 1 管中吸取 0.5ml 稀释血清加入第 2 管混匀，再从第 2 管吸取 0.5ml 稀释血清加入第 3 管混匀，依次稀释至第 6 管。从第 6 管弃去 0.5ml 稀释血清，第 7 管不加血清，作为对照。

3. 加诊断抗原　将 4 种诊断抗原分别加入各排第 1～7 管，每管 0.5ml。

最后各管血清稀释度依次为 1∶40、1∶80、1∶160、1∶320、1∶640、1∶1280，各管液体总量均为 1ml。

4. 孵育　将各管振荡摇匀，静置 37℃水浴或室温，24h 后观察结果。

5. 观察结果　避免振摇，选择适当的明暗对比背景（可对着窗户，以手指横档在试管底部观察）。先观察对照管，然后逐一将各管与对照管比较观察。

【结果判断】

1. 无凝集　对照管应无凝集现象，表现为液体均匀浑浊，管底有细菌自然沉降形成的规则小圆点。

2. 凝集　各排依次从 1 号管开始观察是否出现凝集，并判断凝集程度。O 抗原和其抗体的凝集物为致密颗粒状；三种鞭毛抗原与其抗体形成的凝集物呈较疏松絮状。

①++++：细菌全部凝集形成大块凝集物均匀铺在管底，上清液澄清。

②+++：细菌大部分凝集并沉于管底，上清液稍浑浊。

③++：细菌部分凝集，液体较浑浊。

④+：少量细菌凝集，液体明显浑浊。

⑤－：不凝集，液体浑浊同对照。

3. 抗体效价（滴度，titer）　以出现“++”凝集的血清最高稀释度为该份血清的抗体效价。

4. 阳性　需在急性期和恢复期采集双份血清，恢复期血清抗体效价≥4 倍急性期血清抗体效价才有诊断意义。

【自学】

1. 肠道杆菌鉴定程序　肠道杆菌为一大群革兰阴性杆菌，从形态及染色性上无法鉴别为何种菌，只能依靠生化反应和血清学反应进行鉴定。鉴定程序如下：

患者粪便（黏液、脓血）→接种肠道选择或鉴别培养基（如SS、中国蓝、伊红美蓝）

↓（患者粪便）增菌 → 接种肠道选择或鉴别培养基

↓

挑取可疑透明菌落

↓

接种双糖铁及其他鉴别培养基

↓

据生化反应结果得出初步分析鉴定

↓

与诊断血清做玻片凝集（做出特异性诊断）

↓

出报告

2. 克氏双糖铁（KIA）培养基　为含乳糖、葡萄糖、硫酸亚铁铵和酚红指示剂的半固体高层斜面。酚红在 pH7.4 时为红色，细菌分解糖产酸时则变为黄色。因此，底层半固体穿刺接种可以观察细菌动力、对葡萄糖发酵的能力及是否产生硫化氢；斜面可观察细菌对乳糖的发酵情况。肠道致病菌多不发酵乳糖，因此可用以区别肠道内的致病菌和大肠埃希菌。

3. 肠道杆菌在双糖铁培养基上的培养性状

（1）大肠埃希菌　分解葡萄糖和乳糖产酸产气，使培养基底层和斜面均变为黄色；底层可见气泡；有动力，可见细菌沿穿刺线向周围扩散生长，穿刺线模糊。

（2）非典型大肠埃希菌、EIEC　葡萄糖产酸产气、乳糖不分解或迟缓发酵、无动力。

（3）粪产碱杆菌　葡萄糖及乳糖均不分解而有动力。

（4）致病性肠道杆菌　如伤寒沙门菌和志贺菌均不发酵乳糖，故斜面仍为红色；底层发酵葡萄糖产酸变黄色。沙门菌分解葡萄糖产气或不产气，有动力。乙型副伤寒沙门菌能产生硫化氢，与培养基中的铁结合形成黑色沉淀，可用伤寒、副伤寒诊断血清作玻片凝集试验鉴定。志贺菌无动力，底层穿刺线清晰，应分别与痢疾志贺菌诊断血清、福氏志贺菌多价诊断血清、鲍氏志贺菌多价诊断血清、宋内志贺菌诊断血清作玻片凝集，以定菌群。

4. 肥达反应　机体感染伤寒沙门菌或副伤寒沙门菌后 2～3 周，血清中开始出现特异性抗体，它能使伤寒或副伤寒沙门菌在体外发生凝集。肥达反应就是应用已知伤寒和副伤寒菌液作为抗原，与患者血清作定量凝集反应，以测定血清中特异性抗体的含量及增长情况，协助诊断伤寒和副伤寒。一般间隔 5～7 天重复采血检查，如抗体效价随病程进展而上升，才有诊断价值。

【思考与讨论】

1. 不同肠道杆菌在鉴别培养基上的菌落形态有何区别？鉴别培养基的鉴别原理是什么？
2. 大肠埃希菌和志贺菌的生化反应有何不同？
3. 各组报告并分析肥达实验结果及影响实验结果的因素。
4. 抗链“O”实验和肥达试验同为检测患者体内抗体，其实验原理和方法有何不同？
5. 凝集实验有哪些类型？比较玻片凝集法和试管凝集法的不同。

实验 20 肠道感染原虫

Enteric Protozoa

【目的与要求】

1. 通过观察痢疾阿米巴、结肠内阿米巴和蓝氏贾第鞭毛虫的包囊和滋养体，认识肠道感染的寄生虫病原，并能与细菌感染鉴别。

2. 掌握碘染色技术，区别溶组织内阿米巴、结肠内阿米巴和蓝氏贾第鞭毛虫包囊在碘液涂片中的形态特征及鉴别要点。

3. 认识生活状态下的滋养体形态和运动特征，为诊断打基础。

4. 了解隐孢子虫卵囊的形态特征，为感染性腹泻的鉴别诊断奠定基础。

【形态观察】

一、阿米巴（The amoeba）

（一）溶组织内阿米巴（*Entamoeba histolytica*）

1. 滋养体（Trophozoite）

（1）活体标本　蛇阿米巴人工培养活体涂片。低倍镜观察可见虫体无色透明、形状不规则且在不断变化。高倍镜观察可见虫体内、外质区别明显。外质（ectoplasm）透明，向外突出形成舌形或片形伪足（pseudopodia），定向运动。内质（endoplasm）色暗不透明，多颗粒，细胞核（nucleus）不易看清。内质中可见到被吞噬的大小不一、随虫体流动的圆形淀粉粒。

（2）粪便标本　铁苏木素（iron hematoxylin stain）染色，油镜观察。虫体外形不规则，大小为 20～40μm。外质着色淡而不明显，极少见到伪足。内质颗粒状，蓝黑色，内含深染的、大小不等的圆形食物泡（food vacuole）。食物泡内含红细胞，是溶组织内阿米巴滋养体的主要特征之一。核圆形、着色浅，核膜极薄，其内缘有排列均匀、大小整齐的染色质粒，核正中有 1 个点状核仁。衰老的滋养体内质可出现空泡（vacuole）。

2. 包囊（Cyst）

（1）碘染色标本　低倍镜下包囊呈黄色小圆点。换高倍镜可见其为棕黄色圆球形，囊壁亮，不着色，有明显界限。包囊直径平均 13μm。核 1、2 或 4 个，呈小亮圈状。核仁（karyosome）居中。包囊含 1～2 个核时其核较大。囊内常可见到糖原泡（glycogen vacuole）和拟染体（chromatoid body）。糖原泡呈块状，棕红色，边界不清楚。拟染体为亮棒或亮块状，有折光性。如标本保存时间过久，则不易见到糖原泡和拟染体。

（2）铁苏木素染色粪便标本　油镜观察见包囊圆球形、蓝黑色，囊壁不着色，内有核 1、2 或 4 个。核的基本结构同滋养体。单核、双核包囊的核较大，囊内可见深染的拟染体呈棒状，两端钝圆，数目不等。糖原泡被溶解成空泡状。成熟包囊的核较小，无糖原泡和拟染体。由于位置关系，有时只见到拟染体顶端，呈黑点状。

（二）结肠内阿米巴（*Entamoeba coli*）

1. 滋养体　粪便涂片标本，铁苏木素染色，油镜观察见结肠内阿米巴滋养体较溶组织内阿米巴稍大，长圆形或不规则，大小为 15～50μm。内质含大量食物泡。泡内含细菌、酵母菌及淀粉粒等，无红细胞。核仁粗大、偏心，核膜内缘染色质粒小大不一，排列不整齐。

2. 包囊

（1）铁苏木素染色粪便标本　比溶组织内阿米巴包囊稍大，囊壁较厚，有1、2、4或8个核，核仁大，偏心。未成熟包囊内有较大的糖原泡。拟染体呈碎片状或草束状，两端尖细不整齐。成熟包囊内不含糖原泡和拟染体，胞质均匀。

（2）碘染色标本　基本结构同溶组织内阿米巴，只是个体稍大，平均直径约17μm。囊壁较厚，内含1、2、4或8个核，核仁大，偏心。

二、鞭毛虫（The flagellates）——蓝氏贾第鞭毛虫（*Giardia lamblia*）

（一）包囊　碘液涂片，低倍镜下找到极小的棕黄色椭圆形小点，换高倍镜观察。包囊呈卵圆形，长约8～14μm，宽7～10μm；棕黄色，囊壁较厚，与虫体之间可有空隙。囊内有2或4个核，常位于包囊一端。核仁粗大，往往不易看清。囊内还可见由鞭毛和弯曲的轴柱形成的丝状物（filament substance）。

（二）滋养体

1. 染色标本　活体涂片经固定后，用姬氏染色或铁苏木素染色制成。置高倍镜或油镜下观察。虫体蓝紫色（姬氏染色）或黑灰色（铁苏木素染色），长约9～21μm，宽5～15μm。正面观呈梨形，左右对称，前端钝圆，后端尖。体前端腹面凹陷成吸盘，吸盘底部中央并列两个卵圆形核，核仁不明显。二核之间有毛基体（blepharoplast），由此生出4对鞭毛（前侧、后侧、腹、尾鞭毛各1对）。两根平行的轴柱（axostyle）贯穿虫体直达后端。轴柱中部有一对爪锤状的中体（medium body）。

2. 活体标本　剖开田鼠腹部，取肠内容物（或用体外培养的滋养体）制成生理盐水涂片。在低倍镜下找到透明发亮的活动小体，再换高倍镜观察。虫体正面观呈梨形；侧观呈瓢状。活动时，4对鞭毛（flagellum）摆动，如同翻滚落下的树叶。

三、微小隐孢子虫（*Cryptosporidium parvum*）

隐孢子虫卵囊　改良抗酸染色标本。高倍镜下可见卵囊染成玫瑰红色，圆或椭圆形，大小约为3～5μm，平均4.1μm。囊壁在外，子孢子4个在内，为玫瑰红色、排列不规则的月牙形。无孢子囊。此外，囊内还可见到一团残余体，呈大小不等的暗黑（棕）色颗粒。经改良抗酸法染色后，粪便中的酵母菌着蓝绿色，与隐孢子虫易于区别。

【操作】

粪便标本碘液涂片法检查阿米巴。

【方法】

滴加碘液1小滴于载玻片上，用竹签挑少许粪便在碘液中涂抹均匀，或用滴管吸取包囊保存液1小滴加在碘液中，加盖片后置显微镜下观察。

【自学】

布氏嗜碘阿米巴（*Iodamoeba bustschlii*）包囊（碘液涂片）

高倍镜观察包囊在碘液涂片中的形态，并与溶组织内阿米巴包囊比较、区别。布氏嗜碘阿米巴包囊呈椭圆形，大小与溶组织内阿米巴包囊相似，囊壁较薄、不着色，胞核1个。圆形或卵圆形的糖原泡，棕红色，边缘清楚，常把核推向一端。偶可见2个糖原泡。

【实验报告】

1. 绘图：绘碘染溶组织内阿米巴、结肠内阿米巴和蓝氏贾地鞭毛虫包囊彩图并标注：

包囊、细胞质、糖原泡、细胞核、拟染体、核仁（阿米巴）和鞭毛、包囊、轴柱、丝状物、囊壁、细胞核、中体（鞭毛虫）。

2. 列表比较两种碘染阿米巴包囊的形态特点（外形、大小、颜色、核数及核仁位置等）。

表 20－1　溶组织内阿米巴和结肠内阿米巴点染包囊形态比较

	溶组织内阿米巴	结肠内阿米巴
大小		
颜色		
成熟包囊数目		
核仁位置		
囊壁薄厚		

【思考与讨论】

1. 如何通过粪便检查急性、慢性阿米巴痢疾患者和带虫者？

2. 引起腹泻的常见病原生物有哪些？如何通过实验室诊断鉴别不同的肠道病原感染？

实验 21　肠道感染线虫

Enteric Nematode

【目的与要求】

1. 观察各种肠道寄生虫及虫卵形态，掌握各种肠道寄生虫及虫卵的形态特征和鉴别要点。

2. 掌握粪便直接涂片法检查蛔虫卵的方法，识别受精、未受精和感染性蛔虫卵的形态特点。

3. 掌握钩虫虫卵、成虫与丝状蚴的形态特征，了解饱和盐水浮聚法检查钩虫卵和钩蚴培养方法，为临床诊断钩虫感染奠定基础。

4. 识别蛲虫虫卵的形态特点，鉴别成熟和未成熟卵，掌握透明胶带法诊断蛲虫病。

【形态观察】

一、似蚓蛔线虫（*Ascaris lumbricoides*，蛔虫，roundworm）

（一）虫卵（镜下标本）

1. 受精蛔虫卵（fertilized egg of *Ascaris lumbricoides*）　低倍镜找到椭圆形、棕黄色，其外有凹凸不平结构的虫卵（egg）后转换成高倍镜详细观察（粪便涂片标本中存在许多残渣，如植物纤维导管、花粉颗粒、酵母等，应注意与虫卵鉴别）。高倍镜下虫卵为宽椭圆形，长×宽为（45～75）μm×（35～50）μm。卵壳（egg shell）厚而透明，壳外附一层凹凸不平的蛋白质膜（albuminous coat），被胆汁染成棕黄色（并非虫卵本身带色）。卵内含一大而圆的卵细胞（ovum），其两端与卵壳之间常有半月形空隙（crescentic space）。如粪便放置过久或患者便秘，所见到的虫卵半月形空隙消失（也可因为虫卵的位置或卵细胞已经发育而看不到）。

有些标本可看到卵细胞已经发育成幼虫，即为感染性虫卵，应注意区分。

2. 脱蛋白质膜受精蛔虫卵　受精卵的蛋白质膜有时可脱落，或仅存留一小部分。此时虫卵色浅或无色，卵壳十分清晰，卵壳较厚且厚度均匀，此点可与钩虫卵区别。

3. 未受精蛔虫卵（Unfertilized Egg of *Ascaris lumbricoides*）　高倍镜下可见虫卵较受精虫卵长而窄，长×宽（88～94）μm×（39～44）μm，黄褐色或灰黄色，卵壳与蛋白质膜均较受精卵薄，其内容物为大小不等的折光性较强的屈光颗粒（refractive granules）。

（二）成虫标本（肉眼标本）

1. 成虫外部特点　新鲜虫体呈粉红色，固定标本呈乳白色，长圆柱形。两端较细，体长约 15～35 cm，身体两侧各有一条明显的纵向侧线（白色）。头部较尾部细长。雌虫较雄虫粗而长、尾尖直；雄虫较细而短、尾部卷曲，有时可看到两根交合刺。

2. 成虫解剖

（1）消化系统　消化道为一直管，由口、咽、食道、肠管组成。雌虫（female）肠管末端为肛门，雄虫（male）肠管末端为泄殖腔。

（2）生殖系统　雌虫生殖系统为双管型，细长缠绕，十分发达。每条管可分为卵巢、输卵管、子宫三部分，各个部位之间无明显界限。两条子宫汇合通入阴道，阴门开口于虫体前 1/3 的腹面中线上。雄虫生殖系统为单管型，分为睾丸、输精管、储精囊及射精管各部分，射精管通入虫体末端的泄殖腔，并由此伸出两根交合刺。

（三）蛔虫口唇（镜下标本）

经染色后呈粉红色，3 个唇瓣呈“品”字形排列，背侧的一个较大。唇瓣的内缘可见许多细小的齿。

（四）成虫阻塞阑尾（病理标本）

由于蛔虫具钻孔习性，故常钻入阑尾并嵌在其中，导致蛔虫性阑尾炎。

二、钩虫（Hookworm）——十二指肠钩口线虫（*Ancylostoma duodenale*，十二指肠钩虫）、美洲板口线虫（*Necator americanus*，美洲钩虫）

（一）成虫

两种钩虫肉眼标本，虫体皆为乳白色，长圆柱形，长约 1cm 左右，头部稍向背侧弯曲。雌虫尾部较尖、雄虫尾部膨大如伞状，称交合伞。两种钩虫区别如下：

1. 十二指肠钩虫　虫体前端与尾端均向背侧弯曲，略似“C”形。

2. 美洲钩虫　较十二指肠钩虫略小，虫体前端向背侧弯曲，尾端向腹侧弯曲呈“S”形。

（二）虫卵

镜下标本。先用低倍镜在较暗光线下找到虫卵：椭圆形、无色透明或稍带淡黄色、较蛔虫卵稍小，长×宽为（56～76）μm×（36～40）μm。换高倍镜观察，卵壳极薄，内含卵细胞。刚从人体排出的钩虫卵内多含 4～8 个卵细胞。粪便放置较久，卵细胞分裂增多可至桑葚胚期，有些已为幼虫阶段。在卵细胞与卵壳之间可见一圈明显空隙。

（三）口囊（Mouthcapsule）　镜下标本。

1. 十二指肠钩虫　两对透明钩齿位于口囊腹侧。

2. 美洲钩虫　一对半月形板齿位于口囊腹侧。

（四）交合伞　镜下标本。

1. 十二指肠钩虫　宽大于长，两根交合刺末端分开（侧面观），撑开时略呈圆形。

2. 美洲钩虫　宽大于长，两根交合刺末端合并，形成一倒钩（侧面观），撑开时略呈扁圆形。

（五）狗钩虫附着于狗小肠　病理标本。钩虫附着部位可见出血、渗血等病理改变。

三、蠕形住肠线虫（*Enterobius vermicularis*，蛲虫，pinworm）

（一）虫卵

镜下标本。用低倍镜头对准玻片上的玻璃胶纸，在较暗的光线下观察，可见虫卵无色透明略呈椭圆形。长×宽为（50～60）μm×（20～30）μm。换高倍镜观察，虫卵外形不对称，一侧平坦，一侧凸起，两端稍尖圆。卵壳较厚、透明。刚排出的卵其内含物为蝌蚪状胚胎（tadpole-like embrgo）。成熟虫卵内含一条蜷曲的线形幼虫（thread-like larva）。

（二）成虫

1. 雌虫　镜下标本。低倍镜观察虫体经染色后呈粉红色，体前端稍窄，尾部尖直细长。头部两侧有透明的头泡。食道后端呈圆球形的食道球。虫体的大部分被含卵子宫充满。

2. 雌雄成虫　肉眼标本。皆为乳白色，个体很小，似小白线头，俗称小白线头虫。雌虫较大，约1cm，尾部尖细而直，末端半透明。雄虫较雌虫小得多，约为雌虫的1/3～1/2，尾部向腹面弯曲。

【操作】

一、肠道线虫的虫卵检查

蛔虫、钩虫、蛲虫的虫卵检查方法参见实验7。

二、钩蚴培养法

钩虫卵在一定温度、湿度条件下可自行孵化出钩蚴。此法操作简单、阳性率高（约是粪便涂片法的7.2倍），尤其适用于无显微镜设备、条件较差地区对钩虫病的诊断。

[材料]

试管、剪刀、滤纸、吸管和棉签等。

[方法]

1. 试管、滤纸准备　取清洁试管（1cm×10cm）1支，加1.5～2.0ml冷开水于内。将滤纸剪成与试管内径等宽而较试管略长的纸条，用铅笔在纸的上端写明受检者姓名或编号及日期。

2. 加粪便　用竹签挑取约0.4g粪便，均匀地涂在纸条的上部2/3处。将纸条插入含有冷开水的试管内，使涂有粪便的一面朝向管心，下端浸入水中，但勿使粪便接触液面。

3. 孵育　将试管放入25～30℃温箱内孵育。每天从滤纸的对面沿试管壁添加少量清水，以保持液面高度。3～5d后，可见试管底部有作蛇形运动的钩蚴。

注意：①气温低于15℃时，对钩虫卵的发育不利，故此时所取粪便应及时做培养。②滤纸条要用剪刀剪，不能用刀裁，以免纸纤维落入水中与钩蚴混淆。③钩蚴孵出后，有一部分仍停留在滤纸上。检查前，可先将试管隔水浸在40～45℃温水中20min，使幼虫移至水中，提高检出率。④操作中应防止感染。检查完毕后应将纸条和试管浸于沸水中以杀灭钩蚴。⑤送检的粪便一定放在清洁处，切勿混入土壤内其他线虫的幼虫。

三、蛔虫感染鼠的肺组织压片检查蛔蚴

[方法]

1. 感染性蛔虫卵的培养　在小培养皿上铺一层滤纸，以2%的福尔马林液湿润。从蛔虫的子宫末端取出蛔虫卵，均匀地放在上述滤纸上，培养皿加盖，置于25℃温箱中。约3周后，用高倍镜观察卵的形态，基本与受精卵相同，但卵内含有一活动的线状幼虫。

2. 感染小鼠　先将小鼠饥饿一天，挑取一团似米粒般大小的感染性蛔虫卵与饲料混匀，饲喂小鼠其感染。

3. 感染鼠肺组织压片检查蛔蚴　感染后第7～12天将小鼠剖杀，取出肺组织，用剪刀剪下一小片，放在两个载玻片之间，轻轻加压，在低倍镜下可观察到活跃的蛔虫幼虫。

【自学】

一、钩虫丝状蚴（Filariform Larva）

活体或固定保存的标本。活体细长，无色透明。固定染色后呈粉红色。虫体外表光滑，并被有一层鞘膜。口孔封闭，尾端尖细。丝状蚴为钩虫的感染阶段。

二、毛首鞭形线虫（*Trichuris trichiura*，鞭虫，whipworm）

（一）鞭虫卵

镜下标本。低倍镜观察，虫卵黄褐色，形似腰鼓，长×宽为（50～54）μm×（22～23）μm。换高倍镜观察，卵的两端各有一透明塞状突起；卵壳厚，内含1个卵细胞。

（二）成虫

1. 雌雄成虫　肉眼标本。虫体乳白色，体长为3～5cm，头细尾粗，外形似马鞭。雌虫较长，尾端钝圆而不卷曲；雄虫较小，尾部向腹面卷曲。

2. 鞭虫寄生在肠黏膜　病理标本。鞭虫以其细线状的头端插入肠黏膜，尾端粗大部分悬挂于肠腔中。由于吸食宿主血液，故体内为黑褐色。

【实验报告】

1. 绘受精蛔虫卵彩图。标注：蛋白质膜、半月形空隙、屈光颗粒、受精卵、卵壳、卵细胞。

2. 绘钩虫卵图。标注：卵壳、卵细胞、卵黄细胞。

3. 绘蛲虫卵图。标注：卵壳、蝌蚪状胚胎、线形幼虫。

【思考与讨论】

1. 蛔虫病为什么流行广泛、感染率高？蛔虫感染的并发症有哪些？

2. 阐明钩虫导致人体贫血的机理及钩虫病的病原学诊断方法。

3. 结合生活史，阐明蛲虫病的实验诊断方法及应用时的注意事项。

4. 鞭虫成虫寄生在人体何处？对人体的主要危害是什么？

实验22　肠道感染绦虫和吸虫

Enteric Cestode & Trematode

【目的与要求】

掌握猪带绦虫和牛带绦虫的虫卵、成虫、头节和孕节的形态特征并能区分两者。

掌握猪囊尾蚴的形态和寄生部位；结合病理标本，认识其生活史与感染、致病的关系。

认识姜片虫的虫卵、成虫形态和结构特点，认识其中间宿主，掌握其感染途径及对人体的致病作用。

【形态观察】

一、链状带绦虫（*Taenia solium*，猪带绦虫）

（一）镜下标本

1. 虫卵　先用低倍镜找到圆形棕色的不完整带绦虫卵（incomplete egg），再换高倍镜观察。虫卵外层是胚膜（embyophore），棕褐色，很厚，有放射状条纹。胚膜内有 1 个六钩蚴（hexacanth larva）。新鲜虫卵内的六钩蚴可见有 6 个小钩（hooklet）。因虫卵固定时间较久或因位置关系，有时仅见 3～4 个小钩。完整虫卵在胚膜外有 1 层薄而无色的卵壳；在卵壳和胚膜之间含无色透明液体。卵内有卵黄细胞或卵黄颗粒。卵壳因很薄，在排出宿主体外时多已破碎脱落，或仅见其残余部分。

2. 妊娠节片（Gravid proglottid）　肉眼观察子宫侧枝，从主干基部算起，每侧有 7～13 支，平均 9 支。

3. 头节（Scolex）　低倍镜下头节呈圆球形，染成粉红色；可见 4 个杯形吸盘，顶部有 1 个向前的顶突，其上有 2 圈小钩，共约 25～50 个。

4. 囊尾蚴（Cysticercus cellulosae）　低倍镜下囊尾蚴被染成粉红色，呈椭圆形，或不规则形。头节盘曲在囊内，上有顶突，小钩及 4 个吸盘。囊内可见有颜色较暗、颗粒状的石灰小体（calcareous body）。

5. 成熟节片（Mature proglottid）

（1）雄性生殖器官　睾丸呈小滤泡状，数目很多，分布在节片两侧。每个睾丸各发出 1 个小管，各小管集中为输出管，后接输精管。在管的后方有膨大的储精囊，开口于侧缘的生殖腔。

（2）雌性生殖器官　子宫呈盲端长管状，位于节片的中部。卵巢分三叶，两侧为二个大叶，另有一小叶位于阴道和子宫之间。节片下端中部有一堆染成粉红色的卵黄腺。阴道和输精管平行，一端与卵黄腺相通，另一端开口于节片侧缘的生殖腔。生殖腔位于节片侧缘，或左侧，或右侧。

（二）肉眼标本

1. 成虫　体长约 2～4m，乳白色、半透明。头节小，为圆球形，后接颈节。颈节后为短而宽的未成熟节片。成熟节片仍然宽大于长。妊娠节片长大于宽，可见子宫分枝。

2. 囊尾蚴　由受染器官剥离，呈圆球形、半透明、乳白色。囊内充满液体，并有一小白点为幼虫头颈节。此时不能区分是猪带绦虫或牛带绦虫。

3. 人工孵出头节的囊尾蚴　可见头颈部分伸出囊外。

（三）病理标本

观察感染猪带绦虫囊尾蚴的器官，见寄生于肌肉、心脏、舌、脑、眼等器官里的囊尾蚴，呈乳白色椭圆形，囊内有一个白点，为内缩的幼虫颈节。

二、肥胖带绦虫（*Taenia saginata*，牛带绦虫）

（一）镜下标本

1. 妊娠节片　肉眼观察其形态类似猪带绦虫孕节，但较大。子宫主干基部分枝数每侧 15 支以上，平均为 17～30 支。

2. 头节　低倍镜观察头节近似方形，具有 4 个杯状吸盘，无顶突及小钩。

3. 成熟节片　卵巢分两叶，其他构造同猪带绦虫。

4. 囊尾蚴（Cystecercus bovis）　低倍镜观察，其形态与猪带绦虫囊尾蚴相同，区别为头节上无顶突及小钩。

（二）成虫肉眼标本　体长约4～8m，乳白色，节片肥厚、不透明。妊娠节片内可见到分枝的子宫。头节呈方形。余同猪带绦虫。

【操作】

一、猪肉中囊尾蚴的剥离和压片检查

［材料］

米猪肉、眼科镊和剪刀、载玻片、滤纸条、搪瓷盘等。

［方法］

1. 查找并剥离囊尾蚴　查找猪肉内疑似囊状的白色小泡，用剪刀和镊子仔细剥离纤维囊壁。注意不要刺破囊壁。

2. 压片　将囊尾蚴取出，放在两张载玻片之间，放两条小滤纸条防止囊状物滑落并吸收囊液。用力压平两张载玻片，将囊体挤破压扁。

3. 镜检　低倍镜下检查，如见有小钩、吸盘等构造即为囊尾蚴。

注意：检查完毕，用镊子将头节推到盛有来苏液的小缸内并及时洗手和消毒器皿，以防误食感染。

二、猪带绦虫的妊娠节片检查

妊娠节片可从链体自行脱落随宿主粪便排出体外，因此检查患者粪便中是否有妊娠节片即可诊断绦虫感染。

［方法］

1. 查找粪便中节片　观察病人粪便，查找有无长方形、乳白色的节片。

2. 压片并观察节片　用镊子将节片取出后用生理盐水洗净，放在载玻片上。另取1张载玻片轻轻压在节片上，用细线缠绕玻片两端以固定。对光肉眼观察，根据节片内子宫分支情况确定是哪一种绦虫。

3. 注射墨汁　上述观察不能分辨时，可用小注射器将墨汁自节片末端中部注入子宫内，由此即可观察子宫分支数目。

注意：检查后，玻片及镊子必须消毒处理，以杀死虫卵；并认真洗手以防感染。

【自学】

一、微小膜壳绦虫（*Hymenolepis nana*，短膜壳绦虫）

（一）虫卵

镜下标本。用低倍镜在较暗的光线下找到卵圆形，无色透明的虫卵，然后换高倍镜观察。虫卵有两层膜：外层为卵壳，内层为胚膜，二者间有稠厚透明的液状物。胚膜的两端各有一增厚的小突，从小突发出4～8根丝状物（filament substance）盘曲于卵壳和胚膜之间。胚膜内含有一个六钩蚴，其上有六个小钩。有时因虫卵位置变化不能如数见到。

（二）成虫

1. 镜下标本　低倍镜观察，虫体头节呈菱形，具有四个吸盘和顶突。顶突内缩或伸出，上有一圈小钩。全部体节皆为短宽状。

2. 肉眼标本　体扁平，乳白色，前窄后宽，顶端稍膨大为头节。

二、布氏姜片吸虫（*Fasciolopsis buski*，肠吸虫，Intestinal Fluke）

生活史各期镜下标本。

（一）虫卵

为寄生人体最大的蠕虫虫卵，长×宽为（130～140）μm×（80～85）μm。先用低倍镜找到椭圆形、淡黄色的虫卵，再换高倍镜观察。卵壳很薄，卵的前端有一不明显的盖，卵内含 1 个卵细胞和多个卵黄细胞（yolk cell）。固定标本中卵黄细胞边界不清。

（二）成虫

体扁平，长约 3～5cm，外形如叶片较肥厚。新鲜虫体呈肉红色，固定后为灰白色。解剖镜观察，在虫体前端顶部可见较小的口吸盘（有时不显著）。口吸盘之后为漏斗状的大而明显的腹吸盘。两吸盘距离很近。肠管分支并在虫体两侧各形成 4～6 个弯曲；至虫体后端以盲端告终。睾丸 1 对，呈分枝状。阴茎袋呈长袋状，开口于腹吸盘前缘生殖腔。卵巢 1 个，呈分枝状，位于睾丸之前。卵黄腺发达，分布在虫体两侧。子宫盘曲于卵巢和腹吸盘之间。

（三）雷蚴（Redia）

袋状，体前端有咽和原始消化管，体内含胚细胞（具有繁殖功能的细胞），可以发育为第二代雷蚴或尾蚴（cercaria）。

（四）中间宿主

1. 第一中间宿主　扁卷螺　淡黄色，形如蜗牛，扁平，表面光滑。

2. 生物媒介　水红菱、荸荠。

三、附表 1　各种蠕虫每条雌虫的每日排卵数

虫种	产卵数（平均数）	虫种	产卵数（平均数）
华支睾吸虫	1600～4000（2400）	姜片虫	15000～48000（25000）
卫氏并殖吸虫	10000～20000	日本血吸虫	1000～3500
猪带绦虫	30000～50000/孕节	牛带绦虫	97000～124000/孕节
十二指肠钩虫	10000～30000（24000）	美洲钩虫	5000～10000（9000）
蛔虫	234000～245000（240000）	鞭虫	1000～7000（2000）

四、附表 2　几种虫卵、包囊的比重

虫卵、包囊的名称	比　重
犬钩虫卵	1.055
短膜壳绦虫卵	1.050
兰氏贾第鞭毛虫包囊	1.040～1.060
痢疾阿米巴包囊	1.060～1.070
蛲虫卵	1.105～1.115
受精蛔虫卵	1.110～1.13
鞭虫卵	1.150～1.170
姜片虫卵	1.190
日本血吸虫卵	1.200
未受精蛔虫卵	1.210～1.230

【实验报告】

1. 绘猪带绦虫不完整虫卵彩图。标注：胚膜、小钩、六钩蚴、不完整带绦虫卵。

2. 绘肠吸虫虫卵彩图并标注：卵壳、卵细胞、卵黄细胞、卵盖。

【思考与讨论】

1. 猪带绦虫卵是如何离开人体的?

2. 链状带绦虫和肥胖带绦虫的生活史有何区别?

3. 姜片虫通过何种途径感染人体? 对人体有何危害?

综合实验四　泌尿生殖道感染常见病原生物的实验室检查

【教学内容】

1. 形态观察：淋球菌、白色念珠菌、衣原体包涵体。

2. 操作：阴道毛滴虫检测。

3. 录像：泌尿生殖道感染的常见病原生物、梅毒螺旋体的血清学检查。

4. 病例讨论。

实验 23　泌尿生殖道感染常见细菌和真菌

Genitourinary Tract Bacteria & Fungi

【目的与要求】

1. 熟悉引起泌尿道和性传播疾病的常见病原生物种类，了解其诊断方法。

2. 掌握淋球菌、白色念珠菌、衣原体包涵体的形态特征。

3. 了解梅毒螺旋体的血清学筛查和确证实验方法及原理。

【病例摘要】

病例 1　尿急、尿频、尿痛伴有白带异常 1 周余。

中年女性患者。1 周前自觉外阴搔痒，白带增多呈脓性，小腹坠胀，继而出现小便次数增加，有尿不尽感，同时出现尿痛，在家自用“洁尔阴”坐浴未见好转。近 3 天出现低热、小腹坠痛。其夫在一次不洁性交后患尿道炎就医诊断为淋病（gonorrhea）。查体：T 37.1℃，情绪低落；左侧腹股沟扪及 3 个黄豆大小淋巴结，无明显压痛；外阴潮红，脓性分泌物自阴道口流出；阴道壁、子宫颈充血，阴道内大量脓性分泌物；尿道充血，压迫尿道见脓性分泌物。

病例 2　婚后 2 年不孕。

青年女性患者。婚前未行婚检。婚后 2 年未采取任何避孕措施而不孕。白带量稍多，色微黄，无明显异味。偶有外阴瘙痒及尿频、尿急、尿痛。其夫婚前曾患尿道炎，口服消炎药后好转，婚后时有复发。查体：T 36.8℃，妇科检查：外阴及阴道正常；宫颈轻度糜烂有少许脓性分泌物，双附件增厚，轻压痛，未触及包块。患者丈夫尿道口轻微红肿，挤压尿道口有少许稀薄浆液性分泌物流出。实验室检查：尿常规 WBC 7/HP。白带涂片滴虫及真菌（－）。患者宫颈拭子和其夫尿道拭子采用酶免疫分析法（EIA）和培养法检查沙眼衣原体均（＋）；淋球菌涂片及培养（－）、支原体培养（－）。

病例 3 外阴部及周身皮疹 1 月余，淋巴结肿大 1 周。

青年女性患者。首先自阴唇出现一花生米大小的隆起性皮疹，抓破后致糜烂，自用“洁尔阴”洗液，数日后自愈。3 月后发现躯干散在皮疹，皮科诊断“玫瑰糠疹”予口服“扑尔敏”、外用“止痒洗剂”治疗无效。继之颜面及四肢出现皮疹伴颌下、颈、腹股沟淋巴结肿大，轻压痛。皮科诊断“麻疹”。病初曾有排尿不畅、轻度尿痛，自用“头孢”类药物治疗后消失。病前 1 年内有多个性伴。查体：躯干、四肢、面部、掌跖部对称分布的圆或椭圆形红斑性皮疹，直径多为 1～3cm，边界清楚；肛周及外阴有隆起性丘疹呈疣状或乳头状，表面糜烂有少许渗出液；口腔黏膜有数个略高于黏膜面的灰白或乳白色斑片，周围有暗红色浸润，表面糜烂伴少许渗血；双侧下颌、颈前、腹股沟处触及多个淋巴结肿大如拇指头大小并有轻压痛。实验室检查：①宫颈分泌物衣原体酶免疫检查（＋）；②快速血浆反应素（RPR）试验（＋）；③荧光梅毒螺旋体抗体吸收（FTA－ABS）试验（＋）；④梅毒螺旋体血凝（TPHA）试验（＋），滴度 1∶1280；⑤暗视野显微镜检查皮疹处组织渗出液未见梅毒螺旋体。

【形态观察】

一、淋球菌（Gonococcus）

革兰染色标本，油镜观察。注意其形态为肾形、成双排列，革兰染色阴性。若为感染分泌物涂片，可见细菌被嗜中性粒细胞吞噬在胞浆内。

二、白假丝酵母菌（*Candida albicans*）

革兰染色或棉兰染色标本，低倍镜找到视野后换高倍镜观察，其孢子形态为椭圆形，革兰染色阳性。注意是否有出芽形成的假菌丝（见书后彩图 13）。

三、衣原体（*Chlamydia*）

感染上皮细胞姬姆萨（Giemsa）染色片，油镜观察。细胞胞浆呈淡红色，核紫色，注意胞浆内的嗜碱性包涵体（inclusion）呈深紫色致密结构（见书后彩图 14）。

【录像】

一、泌尿道感染常见病原

二、梅毒（syphilis）的血清学诊断

（一）快速血浆反应素（Rapid Plasma Reagin，RPR）环状卡片试验

RPR 是与梅毒螺旋体（*Treponema pallidum*，TP）有共同抗原的牛心肌类脂抗原，将其吸附在炭粒上，与待检血清中的梅毒螺旋体抗体结合则出现肉眼可见的炭粒凝集。此法快速、简便、不需要显微镜、可进行半定量检测，适于梅毒感染的筛选。

［材料］

1. 待检血清标本、阳性控制血清、阴性控制血清；
2. RPR 试剂盒。

［方法］

1. 加血清　取待检血清、阳性血清、阴性血清各 50μl 加入纸卡片的各圆圈内。
2. 加 RPR 抗原　在每份血清上滴加 1 滴 RPR 抗原。
3. 反应　旋转摇动卡片 8min，立即用肉眼观察结果。

［结果］

1. 定性　阳性血清在 RPR 白色底板上出现明显的黑色炭粒凝集和絮状。
2. 半定量　阳性标本可将血清做 1∶2～1∶32 等稀释度后再重复上述定性实验。

（二）荧光密螺旋体抗体吸收试验（Fluorescent Treponemal Antibody Absorption，FTA－ABS）

待检血清先与非致病性密螺旋体作用以去除非特异性抗体，然后与载玻片上的梅毒螺旋体结合，再加入荧光素标记的羊抗人 IgG 抗体，在荧光显微镜下观察发荧光的梅毒螺旋体。此法用于 RPR 筛查阳性标本的确证试验。

［材料］

1. 待检血清标本、阳性对照血清、阴性对照血清；

2. FTA－ABS 试剂盒、PBS 液、荧光显微镜、载玻片。

［方法］

1. 制备抗原片　用 Nichols 株梅毒螺旋体（每高倍视野 20 条）抗原悬液在载玻片上涂数个直径为 5mm 的菌膜，干后用甲醇固定。

2. 待检血清吸收　取 50μl 灭活（56℃ 30min）待检血清与 200μl 吸附剂（非致病密螺旋体 Reiter 株提取物）混匀，37℃ 30min，以去除非特异性抗体。

3. 血清稀释并加样　将吸收后血清用 PBS 做 1∶20～1∶320 倍比稀释，取各稀释度血清分别滴加于抗原片菌膜上，置湿盒内 37℃ 30min，洗片（浸在 PBS 中，5min/次，换液 3 次），吸水纸吸干。

4. 加荧光抗体　在各菌膜上滴加抗人 IgG 荧光抗体，置湿盒 37℃ 30min，同法洗片，干后用甘油缓冲液封片。

5. 荧光显微镜观察　每次试验设阳性、阴性、非特异性血清对照。阳性对照可见多数荧光菌体（高倍视野 15 条）；阴性对照无荧光菌体或偶见荧光菌体；并以此为参照做出待检标本的判定。

［结果］

1. 阳性　参照阳性标准血清的荧光强度判定结果。“2＋”～“4＋”可确证为梅毒螺旋体感染。

2＋：每高倍视野半数（10 条左右）出现荧光；

3＋：多于半数（15 条左右）呈荧光；

4＋：全部（约 20 条）出现强荧光。

2. 阴性或可疑　参照阴性对照血清判定阴性结果为“－”或“＋”；参照非特异性血清的荧光强度判定“可疑”结果为“2＋”或“＋”。

【思考与讨论】

1. 引起性传播疾病（STD）的病原生物还有哪些？

2. 淋球菌和其他化脓性球菌相比，有何区别？

实验 24　阴道毛滴虫

Trichomonas vaginalis

【目的与要求】

1. 识别阴道毛滴虫滋养体活体形态与活动特点，了解滋养体的基本结构。

2. 结合上次实验，总结引起泌尿生殖道感染的病原生物种类和各自的主要特点及临床快速诊断的检测方法。

【形态观察】

阴道毛滴虫（*Trichomonas vaginalis*） 滋养体姬姆萨染色标本，油镜观察。注意虫体形态呈梨形或宽椭圆形，体长达 30μm，宽为 10～15μm。胞质蓝色。虫体前部有一较大紫红色细胞核，核前方是深紫色的基体，由此生出 5 根鞭毛，4 根在前为前鞭毛，1 根向后，沿波动膜边缘延伸。波动膜长度约为虫体的 1/3～1/2。1 根轴柱为纤细的、由前向后纵贯虫体并于末端伸出体外。细胞质中可见许多蓝色的染色质粒（chromatic granules）。

【操作】

一、观察阴道毛滴虫滋养体活体标本

（一）制备涂片

用滴管从培养管底部吸取 1 小滴培养液滴在载玻片上，盖上盖片。

（二）镜检

低倍镜下用弱光观察，可见许多无色半透明、运动活泼的圆球形虫体。换高倍镜观察，滋养体为梨形，4 根前鞭毛成束并不断转动，波动膜（undulating membrane）作波浪状运动，使虫体向前移动。如在保温条件下（35～37℃）观察，活动特点更为显著。

二、检测患者阴道毛滴虫

[材料]

1. 待测阴道拭子标本。
2. 瑞氏或姬氏染液、甲醇、生理盐水、载玻片、盖玻片。

[方法]

1. 涂片法　以无菌棉签在阴道后穹隆、子宫颈及阴道壁拭取分泌物，在滴有生理盐水的载玻片上涂成混悬液，覆以盖玻片镜检，可查到活的滋养体。

2. 染色涂片法　取阴道分泌物作生理盐水涂片，晾干后甲醇固定，用瑞氏或姬氏染剂染色后镜检。涂片染色法除观察阴道滴虫外，还可根据白细胞和阴道上皮细胞的数量判定阴道清洁度。

注意：冬季检查要注意保温，以增加阴道毛滴虫的活动能力，使之更易与其他细胞鉴别。

【思考与讨论】

1. 阴道毛滴虫滋养体的形态与活动有何特点？
2. 可引起泌尿生殖道感染的病原生物种类有哪些？如何区别这些不同的病原生物？

综合实验五　皮肤创伤及组织、血液感染常见病原生物的实验室检查

【教学内容】

1. 形态观察：化脓性球菌、芽胞杆菌、原虫、线虫、绦虫、媒介昆虫。

2. 操作：（1）疟原虫感染鼠血膜涂片、染色及镜下形态观察。（2）动物横纹肌压片检查旋毛虫幼虫。（3）蠕形螨的取材及镜检。

实验25 化脓性球菌和芽胞杆菌

Pyogenic Cocci & Spore-forming Bacteria

【目的和要求】

1. 了解引起化脓性感染和创伤感染的常见细菌形态。区别需氧和厌氧芽胞杆菌形态。

2. 认识细菌的基本形态和特殊结构。

【形态观察】

一、化脓性球菌（Pyogenic Cocci）

葡萄球菌（*Staphylococcus*）、链球菌（*Streptococcus*） 革兰染色标本片，油镜观察。注意两种细菌在形态、大小、排列和染色性等方面的异同。葡萄球菌直径约 1μm，簇状排列；链球菌比葡萄球菌略小，链状排列。两者都是革兰阳性球菌（书后彩图1、2）。

二、芽胞杆菌

1. 破伤风梭菌（*Clostridium tetani*） 抗酸染色标本片，油镜观察其繁殖体为杆状，长约 4～5μm；芽胞圆形，位于菌体顶端，宽于菌体，形似火柴棍（见书后彩图10）。

2. 产气荚膜梭菌（*Clostridium perfrigens*） 牛乳培养管培养物，观察汹涌发酵（stormy fermentation）现象。由于该菌分解培养基中的乳糖产酸同时产生大量气体，使牛乳中的酪蛋白凝固，被气体冲散，并将培养管表面的凡士林显著上移。

3. 炭疽杆菌（*Bacillus anthracis*） 革兰染色片，油镜观察其繁殖体为杆状，长约 4～5μm；菌体两端平切、链状排列如竹节状。芽胞圆形，位于菌体内部，不宽于菌体（见书后彩图11）。

实验26 疟原虫和刚地弓形虫

Malarial parasites & Toxoplasma gondii

【目的与要求】

1. 通过观察疟原虫、弓形虫和鞭毛虫的形态，了解寄生在人体肠道外的原虫种类及其形态特征、感染途径及对人体的危害。

2. 掌握并鉴别薄血膜涂片中两种疟原虫的形态特征；了解厚血膜涂片中疟原虫形态特征；掌握薄血膜涂片法及姬氏染色法（Giemsa's stain）与瑞氏染色法（Wright's stain）的操作技术，为疟疾的实验室诊断奠定基础。

3. 掌握并识别弓形虫滋养体（速殖子）的形态特征，了解弓形虫假包囊、包囊的形态结构。

4. 识别杜氏利什曼原虫无鞭毛体和前鞭毛体形态。了解黑热病的实验室诊断依据，为流行病学调查奠定基础。

【病例】

病例1 四川男患者，50岁。近5天间断发热而入院。

患者于5天前下午突起寒战、发热（38℃），晚上退热。入院前2天再次发作，症状同前。两次发作之间体温正常无不适。门诊医师诊断为“流行性感冒”，治疗无效。入院查体：急性病容，T40.5℃，Bp 19.42/11.97kPa（146/90mmHg），HR 120次/min，R 20次/min。左肺可闻及少量啰音，脾可触及、质软。实验室检查：血红蛋白140g/L，血沉14mm，白细胞总数6.65×10^9/L，中性粒细胞0.80，淋巴细胞0.20。血液涂片检查显示有某种寄生虫。入院后4小时未经治疗退热。

病例2　50岁女患者，因突发偏瘫而入院。

患者近2年患何杰金病曾先后用泼尼松，甲基苯肼，环磷酚胺和长春新碱等药物治疗，每种药物疗程均在2周以上。此后不久，出现尿失禁和左侧肢体突发轻度偏瘫、语言迟钝、眼向右斜、右足趾伸展反应消失。实验室检查：WBC 3800/mm^3，Hb 10.4g，脊髓液检查WBC 600/mm^3，大多为嗜中性粒细胞，蛋白含量83mg，多次进行细菌和真菌培养均为阴性。入院后第12天骨髓穿刺检查发现有某种寄生虫。患者于入院后第14天因呼吸衰竭死亡。

病例3　6月龄女婴，小脑畸形伴癫痫发作。

患婴系足月顺产，出生后发现小脑畸形并有精神发育障碍。曾有两次癫痫大发作，伴有发热、呕吐等症状。头颈部X线检查发现脑组织有多处钙化灶。血清学染色试验（DT）阳性，脑脊液检获某种寄生虫。

【形态观察】

一、刚地弓形虫（*Toxoplasma gondii*）镜下标本

（一）弓形虫滋养体

感染鼠肝脾或腹腔液涂片，姬氏染色。先以低倍镜观察视野。高倍镜下所见的滋养体是假包囊破裂后释出的速殖子，大小约（2～4）μm×（4～7）μm，香蕉形或半月形，一端尖、一端圆钝，一侧较扁平、一侧稍弯曲。姬氏染色后，胞质蓝色，核紫红色，位于细胞中央。有时在虫体的胞质两端可见一较小的副核。

（二）弓形虫假包囊（Pseudocyst）

经姬氏或瑞氏染色后，可见包囊内数个至十多个速殖子。其胞质呈淡蓝色，胞核紫红色，核位于虫体中央稍近钝圆端，常呈红色颗粒状。

（三）弓形虫包囊

内含数个至数百个缓殖子。

二、疟原虫（*Malarial parasites*）

（一）薄血膜涂片的观察方法

先在低倍镜下观察血膜片中的红细胞（erythrocyte），选取均匀排列成单层的部位换油镜观察。染色良好的血膜片中，红细胞呈猩红色或粉红色。疟原虫寄生在红细胞内，其核呈红色或紫红色，胞浆蓝紫色，疟色素不着色，仍为黄褐色。红细胞外的红点或蓝块均非虫体，也不要把中性粒细胞的胞核误认为是疟原虫。中性粒细胞较红细胞大，核为紫色分叶状。确定观察对象为红细胞内的疟原虫后，再进一步判断是哪种疟原虫及其发育阶段。

1. 间日疟原虫（*Plasmodium vivax*）

（1）环状体（ring form）　为疟原虫在红细胞内的早期发育阶段。核1个，呈圆形、较小、紫红色；细胞质为蓝紫色，中央有一空泡，致使虫体呈环形，犹如镶有红宝石的戒指。整个环状体约占红细胞直径的1/3。被寄生的红细胞此期大小和形态无变化。

（2）大滋养体（trophozoite） 由环状体发育而来。细胞质增多，虫体形状不规则，有阿米巴状伪足伸出并有1个或多个空泡；核仍为1个；此期虫体内开始出现疟色素（malarial pigment），黄褐色，烟丝状或颗粒状。从此期开始，被寄生的红细胞发生变化：体积胀大，色变淡，胞膜表面出现许多浅红色的小点，称薛氏小点（Schuffner's dot）。随着虫体发育，疟色素和薛氏小点愈加明显，红细胞可胀大1倍。

（3）裂殖体（schizont） 滋养体发育成熟进入裂体增殖阶段。此期虫体变圆，空泡消失，核开始分裂。核分裂和疟色素增加是裂殖体的主要特征。根据核和胞质分裂情况，可将裂殖体分为未成熟裂殖体和成熟裂殖体。

①未成熟裂殖体（immature schizont） 核分裂为2个以上，疟色素增多，散在，胞质未分裂。

②成熟裂殖体（mature schizont） 核数目12～24个。细胞质也相应分裂，并包绕每个细胞核形成裂殖子（merozoite）。疟色素成堆，多集中在虫体的一侧。虫体充满胀大的红细胞。

（4）配子体（gametocyte） 为疟原虫有性生殖的开始阶段。虫体大，圆形或椭圆形，无伪足。胞质致密无空泡，充满胀大的红细胞。核为1个，较大，位于虫体的中央或一侧。疟色素较多，均匀散在胞质中。红细胞变化同大滋养体。

①雌配子体（macrogametocyte） 体积较大，胞质深蓝色，核1个，小而致密，常位于边缘。

②雄配子体（microgametocyte） 体积较小，胞质浅蓝色或偏红色，核1个，大而疏松，常位于中央，有时在一侧。

2. 恶性疟原虫（*Plasmodium falciparum*）

（1）环状体（ring form） 与间日疟原虫相似，不同点是：①虫体较小，约为红细胞直径的1/5；②1个虫体有时可见2个核；③常见2个以上的环状体寄生于1个红细胞内。虫体常位于红细胞的边缘。被寄生的红细胞偶见少量紫红色的茂氏小点（Maure's dots）。

（2）配子体（gametocyte） 腊肠形或新月形，胞质均匀。核较大，位于虫体中央。疟色素堆聚，覆于核上或分布于核周围。在配子体凹陷侧，可见部分红细胞。若红细胞破裂，则配子体裸露。

（二）厚血膜涂片的观察

经溶血后红细胞已被破坏，只剩散在的各期疟原虫。一个视野中可见较多虫体，包括滋养体、裂殖体和配子体。虫体形态不典型，可见紫红色的核、蓝色的胞质及黄色的疟色素。涂片中尚可见到蓝紫色的白细胞核，需仔细辨认才可与虫体相区别。

（三）卵囊（Oocyst）

蚊胃制片，低倍镜或高倍镜观察。胃壁上的许多突出的球形囊状物，即为卵囊。

（四）子孢子（Sporozoite）

用解剖的蚊唾液腺制片，姬氏染色，油镜观察。虫体细长如梭，或为新月形。胞质蓝色或淡红色，核紫红色，位于虫体中央。

【操作】

疟原虫感染鼠血膜涂片、染色及镜下形态观察。

【材料】

1. 感染疟原虫的小白鼠。

2. 剪刀、载玻片、瑞氏染液、缓冲液、蒸馏水、染色架、蜡笔等。

【方法】

一、血膜涂片制备

（一）薄血膜（thin film）涂片法

1. 选推片　选取一张边缘光滑的载玻片（磨口玻片最适宜）做推片。

2. 剪鼠尾取血　将感染小鼠的尾末端剪断，挤出 1 小滴血液滴在另一张洁净载玻片的右侧端（1/3～2/3 交界处）。

3. 推片　左手拇指和中指分别夹持含血滴的载玻片两端，右手将推片的一端置于载玻片的血滴右侧并与血滴接触。待血滴沿推片的边缘扩散后，使推片与载玻片呈 30°～45°夹角，快速而均匀地向前推成薄血膜。推至玻片的左侧 1/3 时抬起推片，使血膜的末端呈扫帚状。理想的血膜在镜下观察应分布均匀。

4. 干燥、固定及染色　待血膜自然干燥后，即行固定及染色。

注意：①载玻片要清洁，无油脂。②推片时两载玻片夹角不宜过小，否则血膜过薄，角度过大则血膜过厚。③推片动作要连续，中途不能停顿；速度要适当、均匀，速度快则血膜厚，慢则血膜薄。④薄血膜要求红细胞分布均匀呈单层，血球之间相互接触但不重叠。⑤血膜晾干过程中应避免灰尘和蝇舐吸。

（二）厚血膜（thick film）涂片法

1. 取血制膜　取 1 大滴血置于载玻片的左侧端 1/3 处，以推片的一角由内向外旋转，将血膜扩展成直径约 1cm 左右的厚血膜。

2. 自然干燥　一般需过夜才可干透。

3. 溶血　将血膜置于蒸馏水中使之溶血，血膜即成灰白色。干后可固定染色，方法同薄血膜。

注意：①涂厚血膜时不宜反复涂抹。②检查血膜厚度方法可将血膜放在实习指导的字迹上，字迹刚可见为宜。

二、染色

（一）姬姆萨染色法（Giemsa's stain）

1. 固定　在已制备好的血膜涂片上滴加纯甲醇数滴，固定数秒钟。

2. 染色　用蜡笔划出染色范围，用 pH7.0～7.2 缓冲液稀释的姬氏染液（缓冲液与染液比例为 9：1）滴加在已固定的血膜涂片上，室温染色 20～30min。

3. 冲洗　不要倒掉染液，用缓冲液或细流水轻缓地从玻片一端冲去染液，切勿直冲血膜。然后将涂片的一面朝下斜置待干，或在吸水纸上轻压、吸干水分。干后镜检。

（二）瑞氏染色法（Wright's stain）

1. 染色固定　用蜡笔在已制备好的血膜涂片上划出染色区，快速滴加 5～10 滴瑞氏染液（含甲醇）覆盖在涂片区（染液必须覆盖全部血膜），30s～1min（此步骤即起固定作用）。期间需注意观察，避免染液挥发、干燥。

2. 染色　滴加等量蒸馏水并轻轻摇动载玻片，使蒸馏水和染液混合均匀，此时出现一层灿铜色浮膜。染色约 3～5min 后，流水缓慢从玻片一端冲洗。晾干，镜检。

【自学】

鞭毛虫（The flagellate）

（一）杜氏利什曼原虫（*Leishmania donovani*，黑热病原虫）镜下标本

1. 无鞭毛体（amastigote） 感染田鼠脾脏标本，姬氏染色。先以低倍镜观察，识别正常巨噬细胞、感染巨噬细胞以及破损巨噬细胞的核。换高倍镜，找到含有无鞭毛体的巨噬细胞，可见细胞内的无鞭毛体呈许多蓝紫色的小点。再换油镜观察，可见视野中满是由于巨噬细胞破裂而散在的无鞭毛体及巨噬细胞核。无鞭毛体呈椭圆形或圆形，大小为（2.0～5.7）μm×（1.8～4.0）μm。细胞质为浅蓝色，胞质中有紫红色的核与动基体（kinetoplast）。核大而圆，动基体为杆状，位于虫体的一端。

2. 前鞭毛体（promastigote） 姬氏染色，油镜观察。虫体呈长梭形，长度为无鞭毛体的5倍以上。体前端稍钝，后端尖，胞质淡蓝色或淡红色，核紫红色，圆形，位于虫体中央。动基体紫红色，点状，在体前端，由此向前伸出一根游离鞭毛。

（二）杜氏利什曼鞭毛虫感染田鼠病理标本

肉眼观察感染原虫的田鼠脾脏较正常鼠明显肿大。

【实验报告】

1. 绘间日疟原虫红细胞内各期和恶性疟原虫的环状体、配子体彩图。标注：环状体、滋养体、裂殖体、配子体、疟色素、薛氏小点、细胞核、细胞质。

2. 列表比较间日疟原虫红内期形态（环、滋、裂、配四期）特征。

【思考与讨论】

1. 弓形虫的终宿主是何种动物？人通过何种途径感染弓形虫？哪些人群为易感者？其危害表现在哪些方面？

2. 疟原虫通过何种途径感染人类？如何辨认薄血膜涂片中的疟原虫？薄、厚血膜涂片检查法各有何优缺点？

3. 利什曼原虫的传播媒介是什么？如何感染人类？其感染造成的主要危害是什么？为什么在涂片中不易见到被无鞭毛体寄生的完整的巨噬细胞而多见散在的无鞭毛体？

4. 根据病例，做下列选择题：

（1）患者所患的疾病最大可能是

A. 间日疟　　B. 黑热病
C. 恶性疟　　D. 弓形虫病
E. 三日疟

（2）血涂片检查所见病原体可能为

A. 刚地弓形虫　　B. 杜氏利什曼原虫
C. 间日疟原虫　　D. 恶性疟原虫
E. 三日疟原虫

（3）血涂片检查的最佳时间是

A. 寒战前　　B. 发热前
C. 夜晚　　D. 发热数小时后
E. 寒战后

（4）杀灭血液内疟原虫应选择

A. 伯氨喹啉　　B. 乙胺嘧啶
C. 氯喹　　D. 灭滴灵

E. 青蒿素

（5）根治疟疾的药物应选择

A. 奎宁

B. 伯氨喹啉

C. 乙胺嘧啶

D. 咯萘啶

E. 海群生

5. 根据病例 2、3，做下列选择题：

（1）病例 2、3 的病史询问应当包括

A. 狗接触史

B. 猫接触史

C. 食入生的或未熟的动物肉类史

D. 热带地区旅行史

E. 女婴母亲妊娠期是否感染此病

（2）对确诊有助的检查方法是

A. 尿培养

B. 蛋白电泳

C. 间接荧光抗体试验（IFA）

D. 染色试验（DT）

E. 肌肉活组织检查

（3）上述病例可能的诊断是

A. 卡氏肺孢菌病

B. 脑囊尾蚴病

C. 卫氏并殖吸虫病

D. 弓形虫病

E. 血吸虫病

（4）该病主要传染源是

A. 感染人群

B. 猫科动物

C. 感染的孕妇

D. 淡水鱼、虾

E. 家畜或家禽（猪、牛、羊、鸡等）

（5）此病可选用的治疗方法为

A. 外科手术

B. 口服乙胺嘧啶、磺胺类药物

C. 应用甲苯咪唑治疗患者

D. 对感染胎儿交替使用乙胺嘧啶与螺旋霉素

E. 应用甲硝唑治疗妊娠母亲

（6）病例 3 婴儿的感染方式可能是

A. 母亲妊娠早期感染经胎盘感染胎儿

B. 母亲妊娠晚期感染经胎盘感染胎儿

C. 母亲妊娠前感染经胎盘感染胎儿

D. 分娩期间经产道感染

E. 经蚊媒传播感染

实验 27　旋毛形线虫和包生绦虫

Trichinella spiralis* & *Echinococcus granulosus

【目的与要求】

1. 掌握引起人类肠道外感染的线虫和绦虫的种类、形态特征、感染途径及对人体的危害。

2. 掌握旋毛虫囊包幼虫的基本形态特点和动物横纹肌内幼虫的检查方法。

3. 掌握包生绦虫的原头节和棘球蚴的结构特点；了解成虫形态特征。通过观察病理标本，联系该虫生活史，了解其感染人类的途径及对人体的危害性。

4. 观察曼氏迭宫绦虫的裂头蚴形态特征；联系其寄生宿主种类，了解人体感染途径及对人体的危害性。

5. 观察两种微丝蚴的基本结构及形态鉴别要点，了解丝虫病的诊断方法。

【形态观察】

一、旋毛形线虫（*Trichinella spiralis*）

（一）旋毛形线虫囊包幼虫（Encysted larva） 镜下标本，低倍镜观察。横纹肌染成粉红色，肌纤维间可见梭形或椭圆形的囊包。囊内可见卷曲的幼虫。虫体长约 0.1mm，囊包内常有 1～2 条幼虫，个别的可多至 6～7 条。

（二）旋毛虫形线成虫 镜下标本。虫体细小，体前部稍细，后部稍粗。雌虫长 3～4mm，体内中部子宫内常可见很多即将排出的幼虫。雄虫长仅 1.5mm，尾端可见两叶交配附器。

二、细粒棘球绦虫（*Echinococcus granulosus*，包生绦虫）

（一）生活史各期镜下标本

1. 原头节 低倍镜下可见游离的原头节（原头蚴，protoscolex），或在小囊（生发囊）内的多个原头节。完整生发囊外表有 1 层透明膜，囊内有 10～30 个椭圆形的原头节。高倍镜可见原头节无色透明，顶突内凹，上有 2 圈小钩、4 个吸盘（因空间重叠，只见两个）。虫体内含有钙质颗粒。

2. 成虫 解剖镜下可见虫体较小，由头节、颈节、未成熟节片、成熟节片和妊娠节片各一节组成。头节上有四个吸盘，顶突上有大小不同的小钩。未成熟节片呈正方形，成熟节片长大于宽，妊娠节片最长。子宫的两侧呈不规则膨大或分枝。

（二）感染脏器病理标本

1. 成虫 受染狗肠病理标本。在肠腔表面可见密集的成虫以头节附着于肠黏膜，因数目较多，肉眼观看如一层绒毛。

2. 棘球蚴（Hydatid cyst） 受染动物肝脏病理标本。观察切开的棘球蚴结构，可见虫体与宿主肝组织相接处有一层灰白色的外层，与此层紧贴着的为一层肉红色、半透明的角质层，最里面为含单细胞的生发层。生发层上有很多小颗粒状的生发囊。标本中的棘球蚴已被切开，棘球蚴液和棘球砂均已流失。

【操作】

一、动物横纹肌压片检查旋毛虫幼虫

取感染小鼠的横纹肌一小块，放在两张载玻片之间，轻压使成压片，置低倍镜下观察。首先找到梭形的囊包，然后观察幼虫的基本形态特点。注意囊包的长轴与肌纤维走向的相互关系。

二、厚血膜涂片姬氏染色检查微丝蚴

方法参见实验 16 疟原虫血膜涂片和实验 4 姬姆萨染色方法。

【自学】

一、丝虫（The Filariae）

（一）班氏微丝蚴

镜下标本。先以低倍镜找视野，观察白细胞核之间有细而弯曲的线形虫体，呈蓝紫色。

找到后换高倍镜观察。微丝蚴体表被有一层透明外鞘（在制作过程中可脱落，头端和尾端较明显）。虫体内部为成串排列整齐的细胞核，称为体核（body nuclei）。顶端无体核的空白处称为头间隙（cephalic space），其长宽相近。班氏微丝蚴的体态弯曲较自然，个体稍大，体核大小均匀，彼此分离，界限清楚，近尾端排成一行，为尾核。

（二）马来微丝蚴

镜下标本。虫体较粗短，弯曲不自然，有许多小弯曲。头间隙较长，即长大于宽，体核常堆积在一起，大小不规则。尾端有 2 个膨大处，其内各有 1 个尾核。

（三）马来布鲁线虫（*Brugia malayi*，马来丝虫）

成虫肉眼标本。乳白色，细长如丝线，表皮光滑，两端钝圆。雌虫粗而长，尾端直。雄虫细而短，尾端卷曲半圈至数圈。

（四）微丝蚴（Microfilariae）

血液内活体镜下标本。镜下可见在红细胞间有无色透明、如蛇样活动的虫体，此即微丝蚴，其粗细与红细胞直径相近。

二、曼氏迭宫绦虫（*Spirometra mansoni*）

（一）成虫

肉眼标本。虫体长 60～100cm，宽 0.5～0.6cm。头节细小，呈指状。在其背腹侧各有 1 条纵行的吸槽。颈部细长。链体（strobila）上的节片一般宽大于长。成节与孕节结构近似，每节内均含发育成熟的生殖器官各 1 套。睾丸呈小泡形，卵巢分两叶。成节子宫呈螺旋状盘曲，紧密重叠，略似金字塔状。

（二）虫卵

镜下标本。近似椭圆形，两端稍尖，(52～76) μm× (31～44) μm 大小，呈浅灰褐色，有卵盖，卵壳较薄，内含多个卵黄细胞和 1 个卵细胞。

（三）裂头蚴（Sparganum）

感染蛙肉镜下标本。虫体细长，乳白色，蠕动力强。头节构造与成虫相似，体不分节，具横纹。

（四）第一中间宿主

剑水蚤。

（五）第二中间宿主

青蛙等。

【实验报告】

1. 绘旋毛虫在肌肉中的囊包幼虫镜下彩图并标注：幼虫、囊包幼虫。
2. 绘棘球蚴原头节镜下图并标注：小钩、吸盘。
3. 绘班氏微丝蚴和马来微丝蚴的镜下彩图并标注：鞘膜、体核、头间隙、微丝蚴。

【思考与讨论】

1. 人类通过何种方式感染旋毛虫？怎样诊断旋毛虫感染？
2. 为什么人粪便中查不到包生绦虫的虫卵？人类是如何感染包生绦虫的？何谓棘球蚴砂（hydatid sand）？它对人类有何危害？
3. 丝虫通过何种途径感染人体？其幼虫和成虫分别寄生于人体何种部位并造成人体何种危害？阐述微丝蚴夜现周期性出现的机理。

实验 28　医学节肢动物

Medical Arthropod

【目的与要求】

1. 掌握成蚊形态特征及鉴别三属蚊的代表蚊种，认识生活史各期形态特征，了解蚊口器及消化道形态及其在传病中的作用。

2. 掌握成蝇与传播疾病有关的形态构造，鉴别常见蝇种；认识生活史各期形态特征。

3. 掌握疥螨和蠕形螨成虫形态特征及蠕形螨的透明胶带检查法。

4. 掌握蚤的基本形态及鉴别特征，了解蚤生活史各期形态。识别国内常见两种蚤的特征。

5. 掌握虱成虫形态特点，认识虱生活史各期形态，辨认人虱和耻阴虱。

6. 掌握蜱的一般特征，了解硬蜱颚体的构造及其吸血作用。

【形态观察】

一、蚊（Mosquito）

（一）成蚊针插标本　以放大镜观察表中所列标本，注意各自的形态特征。

蚊种	体	形态特征
中华按蚊 *Anopheles sinensis*	灰褐色	翅前缘外侧有 2 个白斑，触须和跗节间有白环
微小按蚊 *Anopheles minimus*	棕褐色	翅前缘有 4 个白斑，足附节为暗色
白纹伊蚊 *Aedes albopictus*	黑色，间有银白色斑纹	胸部背面正中有一条明显的白色纵纹
淡色库蚊 *Culex pipiens pallens*	淡褐色	腹部各节背面有白色横带（基白带）
三带喙库蚊 *Culex tritaeniorhynchus*	棕褐色	喙中段有一宽阔白环，腹节背面基部均有淡黄色狭带

注意：在观察各蚊种特征的同时，观察蚊头部触角毛的疏密、长短，以区别蚊的性别。

（二）三属蚊生活史各期活体标本（肉眼观察）

1. 卵（Ovum）

（1）按蚊卵　棕色，舟状，浮于水面常排列成一定图案。

（2）伊蚊卵　黑色，散在沉于水底。

（3）库蚊卵　褐色，黏结在一起形成卵筏浮于水面。

2. 幼虫（Larva）

（1）按蚊幼虫：静止时，体与水面平行。

（2）伊蚊及库蚊幼虫：静止时头向下，呼吸管口位于水面处，体与水面形成角度。

3. 蛹（Pupa）　三属蚊蛹在水中姿态基本相同，侧面观呈逗点状，停留时胸背面的呼吸管与水面接触。蚊蛹不食能动，通常在成蛹后 2～3 天羽化为成蚊。

4. 成蚊

（1）按蚊　灰褐色，静止时蚊体与停留面成角度而与喙成一直线。

（2）伊蚊　黑色，有白斑，静止时蚊体与停留面平行而与喙成角度。

（3）库蚊　淡褐色，静止时姿态同伊蚊。

（三）三属蚊生活史各期瓶装标本（福尔马林固定，肉眼观察）

1. 成蚊　虫体分头、胸、腹三部分。

（1）头部　似半球形，有 1 对由许多六角形小眼组成的复眼；触角 1 对，分柄、梗、鞭节。鞭节细长，每节轮生一圈毛。根据轮毛的形态特点，可鉴别蚊的雌雄性别：雌蚊触角的毛短而稀，雄蚊触角的毛长而密。蚊头部的前方正中是喙。喙与触角之间是触须。触须的形态是蚊的分类依据之一。

①按蚊属　雌雄蚊触须均与喙等长，但雄蚊触须的末 2 节膨大呈棒状。

②库蚊属和伊蚊属　雄蚊触须较喙长或等长；雌蚊触须极短。

（2）胸部　分前、中、后胸三部分，各有足一对。中胸发达，有翅 1 对。后胸有 1 对平衡棒，蚊翅狭长、膜状、翅脉简单并覆盖鳞片。翅鳞形成的斑纹是按蚊分类的重要依据。

（3）腹部　分 11 节。末几节特化为外生殖器，即雌、雄蚊的尾器，故仅见 8 节。雄蚊的尾器为钳状抱器，构造复杂，是鉴别蚊种的一个重要依据。蚊尾端有尾须 1 对。库蚊和伊蚊属腹部布满鳞片，可形成一定的斑纹或横带，为蚊种的重要鉴别特征。按蚊腹部通常无鳞或少鳞片。

2. 卵

（1）按蚊卵　浅棕色，舟形，两侧有透明的浮囊。

（2）伊蚊卵　深褐色，橄榄形，表面有花纹。

（3）库蚊卵　浅褐色，圆锥形，前端宽，顶部有 1 个小突，后端窄。

3. 幼虫　虫体分头、胸、腹三部，各部生有毛或毛丛。头部有触角、复眼和单眼各 1 对，咀嚼式口器在腹面。胸部略成方形。腹部细长，分节，末端有气门或呼吸管。

（1）按蚊幼虫　1～7 节腹节背面两侧有 1 对棕状毛，无呼吸管，腹部第 8 节背面有 1 对呼吸孔。

（2）伊蚊幼虫　有呼吸管，但较库蚊幼虫的短粗，仅有 1 对毛丛。

（3）库蚊幼虫　腹末端背面伸出 1 支呼吸管，较细长，管上有 2 对以上的毛丛。

4. 蛹　侧面观呈逗点状，胸部背面有 1 对呼吸管。按蚊蛹呼吸管短粗，管口呈喇叭状，库蚊及伊蚊蛹呼吸管较细长。

二、蝇（Flies）

（一）蝇生活史各期瓶装标本（肉眼观察）

1. 卵　乳白色，长形，前端尖细，后端钝圆，往往聚集成堆。

2. 幼虫　俗称蛆，乳白色，圆柱形，前尖后粗，体分节。体后端呈切断状，可见 2 个深色小点为后气门。

3. 蛹　俗称“金刚”，椭圆形，深褐色。

（二）成虫针插标本（放大镜观察）

1. 舍蝇（*Musca domestica*）　中等大小，约 5～6mm。暗灰褐色，胸部背面有 4 条黑色纵纹。腹部橙黄色，在基部两侧尤明显，并具黑色纵纹。

2. 麻蝇（*Sarcophaga sp.*）　体型较大，灰色。胸部背面具 3 条黑色纵纹。腹部背面呈黑白相间的棋盘状方形斑块。

3. 大头金蝇（*Chrysomyia megacephala*）　体呈青绿色金属光泽，头大，复眼深红色，颊橙黄色，躯体肥胖，头部比胸部宽。

4. 丝光绿蝇（*Lucilia sericata*） 较大头金蝇略小，体呈绿色金属光泽，颊部银白色。

（三）镜下标本（低倍镜观察）

1. 蝇头部 半球形，头两侧有大复眼1对（转换高倍镜观察，可见由许多六角形小眼组成）。头顶中央有透明的单眼3个，排成三角形。触角1对，位于两复眼之间，各分3节，第1节小，第2节前外侧有纵贯全长的纵缝，第3节长大，近基部有触角芒向前外方伸出。舐吸式口器位于头的下方，由基喙、中喙、口盘组成。基喙上有触须1对；中喙短粗，由上唇、舌及下唇组成；口盘的腹面有对称排列的凹沟，各沟开口于内侧的集合管，以利舐吸食物。

2. 蝇足末端 有爪及爪垫各1对，爪间突1个。爪垫上密布黏毛，易于黏附病原体。

3. 舍蝇Ⅲ龄幼虫后气门 后气门1对，棕黄色，呈“D”字型，由气门环、气门裂和钮孔组成。气门的外缘为几丁质结构的气门环，气门裂3个，呈弯曲状，中央为圆形的钮孔。气门的形态是蝇种的鉴别特征之一。

三、蚤（Fleas）

（一）蚤生活史各期瓶装标本（放大镜观察）

1. 卵 乳白色，椭圆形，光滑，无纹饰。

2. 幼虫 淡黄色或乳白色，长圆柱形（约6mm长），无足，无眼，如小毛虫状。

3. 蛹 幼虫吐丝成茧，在茧内化蛹。茧外常黏有尘土、碎屑。

4. 成虫 体偏扁，棕褐色，分头、胸、腹三部，有足3对。

（二）蚤镜下标本（低倍镜观察）

1. 致痒蚤（*Pulex irritans*） 又称人蚤。体侧扁，黄褐色，分头、胸、腹三部。头略呈三角形，有触角1对，位于触角窝内。触角分3节，分别为柄节、梗节和棒节。触角窝将头分为前头与后头。前头上半部称额，下半部称颊。1对单眼位于触角沟前方。眼的下方和头的后缘下方各有一根鬃毛。刺吸式口器1个，位于颊的前下方。胸部腹面有足3对，粗壮有力，尤以后足特别发达。足分基节、转节、股节、胫节和跗节。跗节又分5小节，末端有爪1对。腹部10节，雄蚤末几节变为外生殖器，由上抱器和下抱器构成。雌蚤腹末端内有受精囊，位于7～8腹节内。受精囊的形态因蚤种不同而异，是分类特征之一。受精囊的形状一般为头部圆形，尾部细长弯曲。

2. 印鼠客蚤（*Xenopsylla cheopis*） 又称开皇客蚤。与人蚤不同点为眼鬃毛在眼前方。

3. 蚤前胃 位于成虫胸部第3胸节附近，近圆形，其内具有几个前胃刺。

四、虱（Lice）

（一）镜下标本（低倍镜观察）

1. 人虱 包括二个亚种，即生长在头发上的人头虱（*Pediculus humanus capitis*）和生长在内衣的人体虱（*Pediculus humanus corporis*）。二者的形态相似，头虱体色较深，体虱为灰白色。人虱背腹扁平，分头胸腹三部。头部呈菱形，两侧各有无色透明的单眼1只和位于眼前方的触角1对。口器为刺吸式，平时藏于头内。胸部3节融合，呈梯形。中胸两侧有气孔1对，位于第1、2对足之间。3对足分别由胸节的腹面长出。足分基、转、股，胫、跗节，末端为爪。足胫节有1指状突起，与跗节末端的爪相对形成抓握器，以其抓握毛发或衣服纤维。腹部分9节，前7带明显。腹部各节两侧表皮层加深，腹部的第1～6节各有气孔1对。雄虱的腹部末端钝圆，有一角质的交合刺伸出体外。雌虱的腹末端呈“w”形。

2. 耻阴虱（*Pthirus pubis*） 体形宽短似蟹，腹节两侧是锥状突起，上有刚毛。前足及爪较细，中、后足及爪粗大。

3. 卵 长椭圆形，长约1毫米，一端有卵盖，卵壳外常黏有毛发或织物纤维。

4. 若虫 外形似成虫，但较小，生殖器官未发育成熟，不能区分雌雄性。

（二）生活史各期瓶装大体标本（放大镜观察）

1. 卵 乳白色，长椭圆形。卵壳外有胶液，可黏附于毛发或织物纤维上。

2. 若虫 外形似成虫，但较小，体色淡。

3. 成虫 背腹扁，体灰白色。分头、胸、腹三部，有足3对。

五、蜚蠊（蟑螂 Cockroaches）

（一）成虫标本（肉眼观察）

虫体椭圆形，背腹扁平，适于躲藏在容器或墙壁处。大小因种而异，一般长1～3cm。虫体棕黄色或棕红色，体表具油亮光泽。体分头、胸、腹。头小，向下弯曲，大部分隐于前胸腹面，有细长触角1对，分节甚多；1对肾形复眼极发达；单眼2个，位于复眼上缘；口器咀嚼式。前胸背板很大，形似三角形；有足3对，强劲有力，善于疾走；翅2对，前翅革质，后翅膜质。腹分节，其末端雄虫有1对腹刺，雌虫则为分叶状构造，具有夹持卵荚的作用。

（二）德国小蠊（*Blattella germanica*）

小型种，体长不超过2cm。体色淡褐，前胸背板上有2条黑色纵纹。

（三）美洲大蠊（*Periplaneta americana*）

体型粗大，体长3厘米，褐棕色。头小，触角细长约等于体长。前腹背板无斑，色泽与体一致。尾部有尾须1对。

（四）卵荚

长方形，深褐色。

六、螨（Mites）

（一）镜下标本（低倍镜观察）

1. 人疥螨（*Sarcoptes scabiei*） 虫体近圆形，大小不到0.5mm，体壁软而透明。虫体由颚体与躯体组成。颚体短小，位于躯体前方，有螯肢、须肢各1对。躯体背面隆起呈半球形，体表有波状皱纹、皮棘、刚毛等。腹面有足4对，短粗，圆锥形，分前后2组：前2对足在躯体前方，各伸出1根细长的柄，柄的末端具长柄 的吸垫；后2对足在躯体后方，雌螨第3、4对足的末端各具1根长毛，雄螨第3对足具长毛，第4对足末端为吸垫。

2. 蠕形螨（毛囊蠕形螨 *Demodex folliculorum* 与皮脂蠕形螨 *Demodex brevis*） 虫体细长呈蠕虫状，体长约0.1～0.4mm。颚体宽短，位于躯体前方，螯肢呈针状，须肢缩成3节。躯体分足体和末体两部分。足体较短，有4对短粗的足。末体的体表有环状横纹。毛囊蠕形螨虫体较细长，末体约占虫体的2/3以上，末端钝圆。皮脂蠕形螨较短粗，末体约占虫体全长的1/2，末端略尖，呈锥状。

【操作】

蠕形螨的取材及镜检。

【材料】

1. 挤刮涂片法 痤疮压迫器，酒精棉球，载玻片、盖玻片、酒精灯，花生油等。

2. 透明胶纸粘贴法　透明胶带、载玻片等。

【方法】

1. 挤刮涂片法　用经火焰及酒精消毒过的压迫器，从鼻沟或鼻尖等处刮取毛囊及皮脂腺的分泌物，置于已滴在玻片上的一滴花生油中，将分泌物摊开，加盖片，低倍镜检查。

2. 透明胶纸粘贴法　取透明胶带一条，长约3～4cm，于晚睡前贴在鼻尖、颊上部或两侧鼻翼处。次日清晨轻轻揭下，平贴于载玻片上，低倍镜检查。此方法与压迫法相比，可减轻疼痛，但检查时间较长。

【自学】

一、医学节肢动物形态区别

包括甲壳纲、蛛形纲和昆虫纲，其成虫形态的主要区别见下表：

纲	代表种	体	触角	足、翅
甲壳纲 Crustacea	蝲蛄 石蟹	分头、胸部和腹部	2对	足5对
蜱螨亚纲 Acari	硬蜱	分假头和躯体。体背面有盾板	无	足4对
	软蜱	躯体无盾板		
	螨	体小，表皮较薄，有毛，有的有盾板		
昆虫纲 Insecta	蚊 蝇 虱	分头、胸、腹三部	1对	足3对 有翅（蚊） 无翅（虱）

二、蜱（Ticks）

（一）全沟硬蜱（*Ixodes persulcatus*）　成虫肉眼标本，放大镜观察。虫体椭圆形，棕红色，分躯体及颚体。颚体位于躯体前方。躯体呈袋状，背面有盾板覆盖。雄虫盾板较小，仅覆盖体前部。有足4对，第1对足跗节背缘有一个感觉窝，称哈氏器。虫体的腹面有孔、沟及腹板。气门1对，位于躯体两侧第4对足基节的后外方。

（二）硬蜱颚体　镜下标本，低倍镜观察。颚体又称假头，位于虫体前端，由以下几部分组成：

1. 颚基　假头基部，与躯体相连。

2. 螯肢　1对，由颚基的背面向前伸出，呈杆状，外包有角质的鞘，顶端各有2个向外的倒齿。螯肢的功用是切割皮肤以吸血。

3. 口下板　1块，由颚基的腹面正中伸出，与螯肢合拢形成口腔；腹面有数行倒齿，愈近前端，钩齿愈细小，吸血时借钩齿附于宿主皮肤上。口下板位于螯肢腹面，通常自背面不易看到。

4. 须肢　1对，位于螯肢两侧，由4节组成。吸血时，起固定和支撑作用。

三、蚊（Mosquito）

（一）雌蚊喙　口器镜下标本，低倍镜观察，由5部分组成：

1. 下唇　1个，槽状，形成外鞘，包绕其他部分，末端有2个唇瓣。

2. 上唇　1个，呈剑形。

3. 舌　1个，细小，针刺状。

4. 上颚　1对，细长，末端稍膨大，上有细齿。

5. 下颚　1对，较上颚略粗，末端呈锯齿状。

（二）成蚊消化系统　包括前肠、中肠（胃）和后肠。蚊胃长而膨大，在传播疾病上起重要作用。

（三）涎腺　1对，各分3叶，中叶较短。每叶均有涎腺管，在中叶汇成总管通人舌内。

四、臭虫（Bed Bugs）

成虫标本，放大镜观察。虫体背腹扁宽，椭圆形，红褐色，大小约（4～5）×3mm，全身被有短毛。体分头、胸、腹三部分。头宽阔，两侧有1对突出的复眼。触角1对，分4节，可弯曲，位于头两侧的眼的前方。口器为刺吸式，不吸血时隐于胸部腹面。胸分前、中、后三部。中翅的翅已退化，但尚附有1对椭圆形翅基。腹面有足3对，末端为两爪。后胸腹侧的第2、3基节间有月形嗅腺孔。腹宽阔，有10节。雌虫腹的后端圆阔，在第5节的右侧有一柏氏器，雄虫腹后端狭而尖，有一阳茎。

【思考与讨论】

1. 如何鉴别成蚊雌雄性别？如何识别三属蚊常见蚊种？蚊可传播哪些疾病？

2. 如何鉴别常见的蝇种？这些蝇类的幼虫和成蝇主要在什么地方可以找到？

3. 如何识别国内常见的几种蚤？蚤的前胃与疾病的传播有何关系？

4. 由于长期适应寄生生活，虱在形态上有哪些改变？

5. 蟑螂对人类的主要危害是什么？

6. 可传播疾病的蜱和螨有哪些种类？各传播哪些疾病（可联系微生物学知识）？

【实验报告】

1. 列表比较三属蚊的卵、幼虫、成蚊的形态特征（附录1）。

2. 列表简述我国重要虫媒其生物性传播的主要疾病（附录2）。

附录1　三属蚊主要形态特征及重要蚊种

比较项目		按蚊属	库蚊属	伊蚊属
卵	形态			
幼虫	呼吸管长短及管毛数			
	掌状毛			
	在水中停止状态			
成虫	体色			
	雌雄蚊的触须长短			
	翅前缘黑白斑			
	停落姿态			
重要蚊种		4种	3种	2种

附录 2　我国重要虫媒及其生物性传播的主要疾病

主要虫媒	病名	病原体类别						生物性传播方式			感染途径				
		病毒	立克次体	细菌	螺旋体	原虫	蠕虫	发育	繁殖	经卵传播	叮咬	经皮肤			经口
												粪便污染	体液污染	基节腺液污染	
中华按蚊	疟疾														
嗜人按蚊	丝虫病														
微小按蚊	疟疾														
大劣按蚊	疟疾														
淡色库蚊	丝虫病														
	流行性乙型脑炎														
致倦库蚊	丝虫病														
	流行性乙型脑炎														
三带喙库蚊	流行性乙型脑炎														
白纹伊蚊	流行性乙型脑炎														
	登革热														
中华白蛉	黑热病														
致痒蚤	鼠疫														
印度客蚤	地方性斑疹伤寒														
人头虱	流行性斑疹伤寒														
人体虱	虱传回归热														
全沟硬蜱	森林脑炎														
乳突钝缘蜱	蜱传回归热														
地里纤恙螨	恙虫病														

综合实验六　肝脏感染的常见病原生物及其实验室检查

【教学内容】

1. 形态观察：肝吸虫、血吸虫生活史各期形态及感染病理标本。

2. 操作：（1）鱼肌肉压片检查肝吸虫囊蚴；（2）毛蚴孵化法（沉淀孵化法）诊断血吸虫病；（3）感染血吸虫小鼠的解剖及观察；（4）模拟乙型肝炎病毒的血清免疫学检测。

3. 录像：电化学发光免疫检测乙型肝炎病毒（HBV）五项指标、荧光定量聚合酶链反应检测 HBV、HCV 基因。

实验 29　肝炎病毒

Hepatitis Virus

【目的与要求】

1. 了解肝炎病毒的抗原、抗体的检测方法。

2. 了解现代免疫学、分子生物学检测技术在病毒性肝炎诊断中的应用。

【录像】

一、电化学发光免疫测定法检测 HBV 五项指标

电化学发光免疫测定（electro-chemi-luminescence immunoassay，ECLI）是继放射免疫、酶免疫、荧光免疫、化学发光免疫测定之后的新一代标记免疫测定技术，是电化学发光

（ECL）和免疫测定相结合的产物。其发光不同于化学发光（CL）通过混合化合物启动，而是在电极表面由电化学引发的特异性化学发光反应，包括了电化学和化学发光二个过程。ECLI的特点是：①灵敏度高，在某些反应中可达到ng甚至pg水平；②检测范围宽，可应用于所有的免疫测定，还可用于检测DNA/RNA探针；③标记物（非放射性的惰性金属三联吡啶钌）无污染，稳定性好；④操作高度自动化、简便快速。将待测样本按仪器要求上样后，十几分钟内即可得到结果。因此，ECLI具有取代放射性免疫分析与普通酶免疫分析而成为免疫分析的重要发展方向的可能。

现以瑞士罗氏公司全自动电化学发光分析仪E170为例，将其主要结构、工作原理和应用简介如下。

（一）电化学发光免疫分析仪基本构造

主要由以下三部分构成：

1. 控制单元　由计算机、扫描器、稳压电源等构成。

2. 处理单元（处理器）　由进样端、出样端、复查缓冲区等构成。

3. 检测单元（分析单元）　由加样针、试剂针、搅拌器、试剂盘、测量室、清洗区、消耗品区等构成。检测单元是电化学发光分析仪的核心部分，而其中的测量室为关键部件。它被设计成一个化学流动室，参与电化学反应的全部成分配成反应液由蠕动泵运入此处进行反应。在测量室的上、下方有电极和收集光子的光电倍增管检测反应。

（二）电化学发光免疫分析仪工作原理

包括电化学反应中电化学能的转换、特异性免疫反应以及电化学所引起的发光及光度测定。以双抗体夹心法为例，其反应体系（图29－1）和工作原理如下：

（磁珠-链霉亲合素）＋（生物素-抗体）＋（待测抗原）＋（抗体-$[Ru(bpy)_3]^{2+}$－NHS）＋TPA

1. 参与电化学发光反应的体系

（1）固相载体　是具有高效吸附力的聚苯乙烯磁珠。磁珠被链霉亲合素包被后，可与结合了抗体的生物素结合。由于带有磁性，与磁珠-链霉亲合素生物素相连的抗原抗体复合物可被工作电极下面的磁铁吸附于电极表面，方便迅速地与未结合抗原的游离标记抗体分离。

（2）链霉亲合素与生物素系统　链霉亲合素（streptoavidin，SA）和生物素（biotin，B）是一对具有很强的非共价相互结合的化合物。1分子SA可与4分子B相结合。SA可均匀牢固地包被在磁珠表面，形成能与B结合的通用固相载体。抗体标记了B后，通过SA固定在磁珠上。

（3）发光标记物　为2价的三联吡啶钌$[Ru(bpy)_3]^{2+}$。$[Ru(bpy)_3]^{2+}$需经化学修饰形成活化的衍生物后，才能与抗体结合。多种活性基团可与$[Ru(bpy)_3]^{2+}$分子中的吡啶基反应。在ECLI试剂中采用的是N－羟基琥珀酰胺酯（NHS）。$[Ru(bpy)_3]^{2+}$－NHS相对分子质量很小，可与抗体、抗原、半抗原、激素、核酸等各种分子结合，形成稳定的标记物。

（4）电子供体　三丙胺［TPA］$\longrightarrow e^- + H^+ +$［TPA·］

2. 电化学发光反应原理　ECLI反应通过在工作电极和参比电极之间加一触发电压而启动。当触发电压达到1100mV时，发光标记物2价$[Ru(bpy)_3]^{2+}$发生氧化反应，释放电子，成为3价$[Ru(bpy)_3]^{3+}$；电子供体［TPA］也在电极表面发生氧化，成为阳离子自

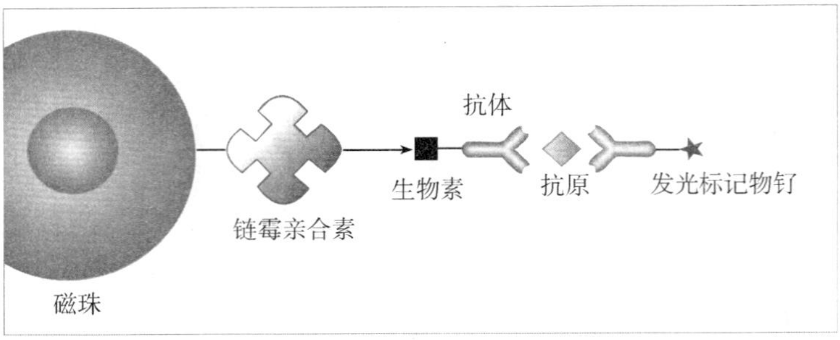

图 29 - 1 电化学免疫发光反应及参与免疫反应成分的模式图

由基 $[TPA^{+\cdot}]$，并迅速自发脱去 1 个质子而形成自由基 $[TPA^{\cdot}]$。$[Ru(bpy)_3]^{3+}$ 是强氧化剂，$[TPA^{\cdot}]$ 是强还原剂，两者发生氧化还原反应，使三价 $[Ru(bpy)_3]^{3+}$ 还原成激发态的二价 $[Ru(bpy)_3]^{2+*}$，其能量来源于 $[Ru(bpy)_3]^{2+}$ 与 $[TPA]^{+}$ 之间的电势差。激发态的二价 $[Ru(bpy)_3]^{2+*}$ 放光、衰变，并重新生成基态 $[Ru(bpy)_3]^{2+}$。该过程在电极表面周而复始地进行，同时释放出 1 个波长为 620nm 的光子。通过光电倍增管可检测到光子强度，且与 $[Ru(bpy)_3]^{2+}$ 的浓度呈线性关系，由此测出待测抗原的含量（图 29 - 2）。

在电化学发光反应中，其免疫反应的特异性，取决于 $[Ru(bpy)_3]^{2+}$ 标记的免疫物。

由于检测的目的不同，形成的免疫复合物可有多种模式。如双抗体夹心模式、桥式夹心模式、标记竞争模式和 DNA/RNA 探针模式等（图 29 - 3）。

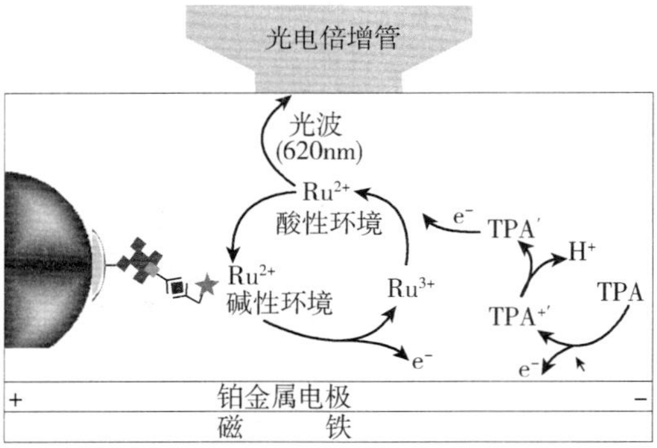

图 29 - 2 电化学发光仪工作原理模式图

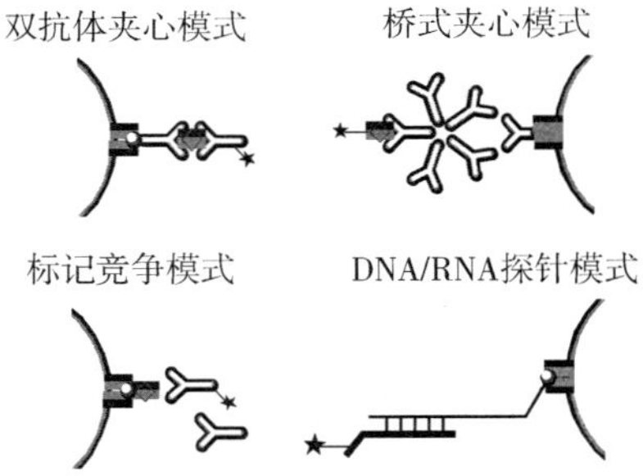

图 29 - 3 免疫复合物形成类型

（三）电化学发光免疫测定技术检测 HBV 五项指标

电化学发光分析技术的应用范围很广，包括免疫学检测、内分泌激素检测、血浆特种蛋白检测、肿瘤标志物检测、维生素测定、体内药物浓度的快速测定等。现以乙型肝炎病毒表面抗原 HBsAg 的检测为例，说明其操作流程：

1. 采样　采集待检者血样标本。

2. 进样　将待检血清样本管通过进样端加入全自动电化学发光分析仪 E170 内。

3. 抗原抗体反应　根据所设定的程序，仪器自动向待检血清样本管中加入生物素标记的抗 HBsAg 单克隆抗体和三联吡啶钌标记的抗 HBsAg 单克隆抗体并孵育 9min。

4. 形成磁珠固化的免疫复合物　将被链霉亲和素包被的磁珠加入样本管中再次孵育

9min，以形成双抗体夹心模式的免疫复合物。

5. 磁珠免疫复合物吸附在电极板　蠕动泵将形成的磁珠免疫复合物吸入流动测量室，而游离抗原则被吸出测量室。

6. 电化学发光及检测　蠕动泵加入含三丙胺（TPA）的缓冲液，同时电极加电压，启动 ECL 反应过程。在电极表面，光电倍增管检测光强度并及时输送到电脑，通过专用软件对光电信号进行分析，并与 HBsAg 定标液得出的 Cutoff 值比较，最终打印机打印出检测结果报告。

7. 反应结束　终止电压，移开磁珠，加入清洗液冲洗流动测量室，准备下一个样本的测定。

8. 结果判读（见下表）

意义	HBV 标志物	正常值	异常值
感染性指标	HBsAg（表面抗原）	阴性	>1 COI*
	HBeAg（e 抗原）		>1 COI
	HBcAb（核心抗体）		<1 COI
保护性指标	HBeAb（e 抗体）		<1 COI
	HBsAb（表面抗体）	0～10 IU/L**	
说明	* COI 为发光值与 Cutoff 值的比值。 ** 表面抗体需达到 100 IU/L 才具有保护性。		

二、荧光定量聚合酶链反应检测 HBV、HCV 基因

荧光定量聚合酶链反应（fluorescence quantitative polymerase chain reaction，FQ—PCR）是 1995 年研制的一种新的核酸定量分析技术。此技术是在常规 PCR 反应体系中，加入荧光标记探针，利用荧光信号累计实时监测整个 PCR 进程，可用于各种 mRNA、DNA 的定量检测。荧光定量 PCR 与普通 PCR 相比具有如下特点：①高灵敏性，可检测单个细胞基因；②高特异性和精确性，将 DNA 杂交的高特异性和光谱技术的高精确性融合，应用荧光探针和光电传导，直接探测基因扩增过程中荧光信号的变化，以获得定量结果，相当于在 PCR 反应过程中自动完成了 Northern 杂交；③操作简便、速度快，通过计算机和分析软件实现 PCR 扩增、产物检测和定量分析一体化；④安全、无污染，FQ—PCR 在全封闭状态下进行 PCR 扩增和产物分析，杜绝了传统 PCR 开放检测对环境的污染和由此导致的假阳性；⑤结果观测重复性好，仪器在线实时观测，结果判断直观，避免人为因素干扰。在应用领域，荧光定量 PCR 是目前唯一具备临床应用价值的基因检测方法，被广泛应用于临床疾病和病原基因的检测及诊断。在发达国家的基础研究领域中，该技术已具有淘汰半定量 PCR 并逐渐取代 Northern 杂交方法的趋势。

现以美国 PE 公司 5700 型 LightCycler 扩增仪为例，对仪器构造、工作原理和 HBV、HCV 基因检测等介绍如下：

（一）仪器主要构造

该仪器主要包括三部分构成：

1. PCR 扩增热循环仪；

2. 荧光激发光源（卤钨灯）；

3. 荧光检测器（CCD）。

（二）工作原理

FQ－PCR 的工作原理（图 29－4）是在 PCR 反应系统中加入一个荧光标记探针并利用 Taq 酶的 5′→3′外切酶活性使荧光信号释放并被检测到，从而对 PCR 进行定量。探针的 5′端标以荧光发射基团（R）；靠近 3′端标以荧光淬灭基团（Q）且 3′端被磷酸化以防止在 PCR 扩增过程中被延伸。当荧光探针保持完整时，Q 抑制 R 的荧光发射。一旦 R 与 Q 分离，Q 的抑制作用被解除，R 发射荧光并被荧光探测系统检测。

当进行目的基因扩增时，探针在复性期可与引物包含序列内的 DNA 模板发生特异性杂交；延伸期 Taq 酶随引物延伸在 DNA 模板上移动至探针时将其切断，Q 的淬灭作用解除使 R 荧光信号释放。模板每复制一次，就有一个荧光标记探针被切断并释放一个荧光信号。由于被释放的荧光基团数目和 PCR 产物数量是一对一的关系，因此可对 PCR 进行准确定量。

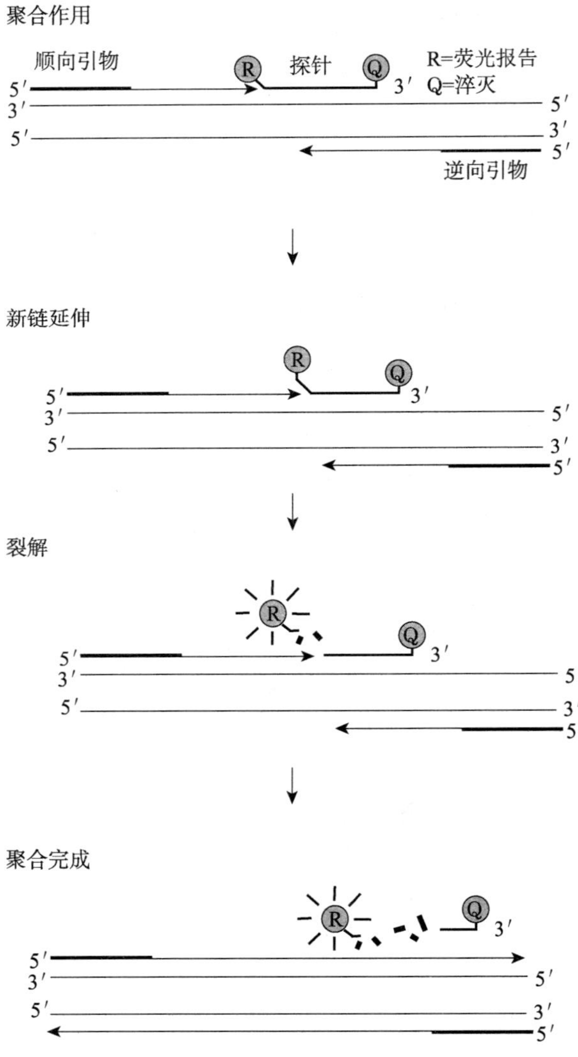

图 29－4　荧光定量 PCR 探针作用示意

（三）应用范围

科学研究已证明人类疾病大都直接或间接与基因有关。在确保特异性的前提下，高度灵敏性使得荧光定量 PCR 技术能探测到疾病发展的初期阶段、甚至在临床症状出现前的亚临床期的基因改变，因而被广泛用于临床诊断。如检测感染性疾病的病原基因（感染早期的诊断和鉴别诊断、评价药物疗效）、检测肿瘤基因（早期诊断、分型、分期和判断预后）、免疫组化分析、遗传病（基因表达、突变和多态性研究）以及各种与疾病相关的细胞因子、激素、受体等多个领域的检测，以及动植物检疫、基因修饰生物研究等。

（四）HBV－DNA 的检测

HBV 感染的诊断目前仍主要采用免疫学方法检测感染者血清标本中的 HBsAg、HBeAg、抗－HBc、抗－HBe 和抗－HBs（两对半）。免疫学方法虽然比较简单，但敏感性较低且存在假阴性。荧光定量 PCR 直接扩增病人标本中病原体的特异性 DNA，可检测到 200copies/ml 的 HBV－DNA，因而是极为敏感的确诊方法。

1. 操作步骤

（1）标本编号　双手戴手套，从冰箱取出标本，将化验单和试管依次编号，弃去手套。

（2）离心管编号　双手换新手套，用镊子（夹取灭菌物品专用）取出 1.5ml EP 离心管，对应标本编号，置于离心管架上。

（3）样品处理

①吸取 50μl 混匀的 DNA 提取液、50μl 待检血清，在 EP 管中混匀（注意：每吸取一份血清标本均应更换吸头）。

②将 EP 管放入 100℃水浴锅，沸水浴 10min（裂解病毒）。

③取出 EP 管转入 4℃冰箱，静置 30min（裂解病毒）。

④将离心管以 12000 r/min，离心 5min。

⑤收拾、清洁台面至准备状态。

（4）点样上机　取 2μl 离心上清放入已含有乙肝病毒 DNA 引物、探针、Taq 酶、dNTP 等的扩增仪反应管中，10000 r /min，离心 3s。

（5）HBV－DNA 扩增　扩增 40 个循环，约 2h。

（6）结果分析　计算机分析结果并打印曲线图。

2. 结果及报告　荧光定量 PCR 的检测结果通常用 copies/ml 表示病原体基因组的个数。正常值小于 1×1000 copies/ml。大于此值视为现症病人。

（五）HCV－RNA 检测标本的处理方法

1. 编号　标本编号和离心管编号无菌操作同上。

2. 标本处理

（1）吸取 10μl 充分混匀的 RNA 提取液 A（RNA 提取液 A 易沉淀，取样前需用移液器充分混匀后吸取）、50μl 待检血清标本、200μl RNA 提取液 B 放入离心管并充分震荡混匀，室温放置 5min。

（2）离心 6000r/min，1min，小心吸去上清。

（3）用 75%（去热原 DEPC 水配制）的预冷乙醇洗沉淀物两次（取 75%乙醇 450μl 洗沉淀物，充分震荡混匀，6000r/min 离心 1min，弃上清，再用 75%乙醇 450μl 洗 1 次），65℃干燥沉淀 10min。

（4）向沉淀管中加入 18μl HCV 反应液 I 以及逆转录酶系 2μl，震荡混匀，瞬时（3s）离心后，37℃放置 45min，95℃加热 3min，瞬时（3s）离心后，吸取 5μl 上清液做 PCR 反应。

3. 稀释阳性标准品　将强阳性标准品 6000r/min 离心数秒，充分混匀后标示为 10^9。另取 4 支灭菌新 1.5ml 离心管，分别加入 90μl 稀释液，依次标示为 $10^{8\sim5}$。吸取 10^9管内液体 10μl 至 10^8管，用加样器混匀后换新吸头取 10μl 至 10^7管，依次稀释至 10^5管，－20℃保存。

4. 扩增　取 PCR 反应毛细管加入处理后样品或定量标准品 5μl，盖上 HCV－PCR 反应盖，室温放置 2min。8000r/min 离心 60s。将各反应管插入样品盘倒置 10s 后放入 PCR 仪，按使用操作程序说明进行扩增。

5. 清洁　收拾清洁台面至准备状态。

实验 30　华支睾吸虫（肝吸虫）和日本裂体吸虫（血吸虫）

Clonorchis sinensis（Liver Fluke）& *Schistosoma japonicum*（Blood Fluke）

【目的与要求】

1. 掌握肝吸虫虫卵及成虫的形态特点，了解囊蚴和中间宿主的形态特征。通过观察肝脏病理标本，理解肝吸虫成虫寄生部位及致病作用。

2. 掌握血吸虫虫卵特征和毛蚴孵化法。认识血吸虫毛蚴、尾蚴、成虫及中间宿主的形态特征。结合病理标本掌握成虫寄生部位与致病特点。

【病例摘要】

中年男性患者，湖南郊区船民。因持续腹痛、排脓血便月余入院。

患者 4 个月前游泳后皮肤出现红斑，畏寒、咳嗽、咳血，出现发热，同时伴有腹部胀痛、食欲不振、消瘦。实验室检查血象及骨髓均显示嗜酸性粒细胞增多，胸部 X 线显示双肺纹理粗乱，B 超显示肝脾肿大，有轻微压痛。乙状直肠镜检查见某种寄生虫虫卵。实施抗菌治疗无效。改用吡喹酮实验性治疗，全身症状明显改善。既往曾患间日疟，经治疗痊愈。

【形态观察】

一、华支睾吸虫（*Clonorchis sinensis*，肝吸虫，Liver Fluke）

（一）生活史各期镜下标本

1. 虫卵　肝吸虫卵为常见人体寄生虫虫卵中最小者，大小约（27～35）μm×（12～20）μm。先在低倍镜下找到黄褐色如芝麻大小的虫卵后再换高倍镜观察。肝吸虫卵形似灯泡，前窄后宽。卵盖（operculum）明显，位于卵前端，与卵体连接处隆起形成肩峰（elevated shoulder）。卵的后端钝圆，有一结节样小突起，称小疣（small wart）。卵内含 1 个成熟毛蚴。在固定标本中，毛蚴形态往往不易看清。

2. 成虫　解剖镜观察。

（1）外部特点　虫体扁平如葵花子，前端较窄，后端钝圆，大小为（10～25）mm×（3～5）mm；口吸盘（oral sucker）略大于腹吸盘（acetabulum）。

（2）内部结构

①消化系统　口吸盘位于虫体前端顶部，腹吸盘位于虫体前端1/5处的腹面。口位于口吸盘中，下接球形肌肉性的咽，咽下连接短食道，其后端分为两肠支，分别沿虫体的一侧延伸到后端，末端为盲管。

②生殖系统　雄性有一对分枝状睾丸在虫体后部1/3处。每个睾丸各发出1条输出管，多个输出管合并为输精管，再向前汇入粉红色储精囊。储精囊连接射精管，后者开口于腹吸盘前缘的生殖腔。雌性卵巢（ovary）分叶，在睾丸前方。受精囊大而明显呈椭圆形，染成粉红色。劳氏管细长。子宫盘曲于虫体中部，与雄性生殖孔共同开口于生殖腔（腹吸盘前缘）。卵黄腺分布于虫体中部两侧。

③排泄系统　位于虫体末端呈"S"状弯曲的袋状排泄囊，其开口为排泄孔。

（二）肝吸虫成虫和中间宿主（Intermediate Host）

肉眼标本。

1. 成虫　外形同上述。可见虫体中部内盘曲的子宫内充满黄色虫卵；虫体后部有睾丸呈分枝状前后排列。

2. 第一中间宿主　豆螺，体小，表面光滑，螺纹少。

3. 第二中间宿主　麦穗鱼。

（三）受染猫肝脏病理标本

在肝脏切面的肝胆管内，可见被切断或嵌塞于胆管内的虫体。

二、日本裂体吸虫（*Schistosoma japonicum*，血吸虫，Blood Fluke）

（一）血吸虫生活史各期镜下标本（低倍镜观察）

1. 雌虫（Female）　虫体细长似线虫。口腹吸盘位于虫体前端，小而不明显。食道在腹吸盘处开始分为两个肠支，于卵巢后合并，末端为盲管。肠支内含被吞食的血液，故呈黑色。卵巢位于虫体中部，为染成深红色的长椭圆形。子宫位于卵巢前方，内含虫卵。卵黄腺位于卵巢后方的肠支周围。

2. 雄虫（Male）　虫体较雌虫宽。口吸盘在虫体前端，口位于其中。腹吸盘与口吸盘相接近并向外突出成杯状。虫体前端呈圆柱形，自腹吸盘向下即呈扁平状，其两侧向腹面卷曲形成抱雌沟（gynecophoral canal）。睾丸位于腹吸盘后，一般为7个，椭圆形，成串排列。

3. 雌雄合抱　雄虫短粗，雌虫细长，雌虫体中部藏于雄虫抱雌沟内，其前后端向外伸出。

4. 虫卵（Eggs）虫卵呈淡黄色，椭圆形，大小约为（74～106）μm×（55～30）μm。高倍镜观察见卵壳薄，表面可附有大便残渣或组织碎片。虫卵无盖，一侧有钩状侧棘（lateral spine），可因位置变化而看不到。卵内有1个毛蚴呈梨形，卵壳与毛蚴之间为1层卵黄膜（vitelline membrane）。

5. 毛蚴（Miracidium）先用低倍镜观察，毛蚴染成粉红色，呈长椭圆形，前宽后窄，前端中央有一锥状突起。换高倍镜可见虫体周围的纤毛，尤以体前明显。

6. 胞蚴（Sporocyst）　袋状无开口，内含胚细胞。胚细胞可发育为第2代胞蚴。第2代胞蚴内含胚细胞或尾蚴。

7. 尾蚴（Cercaria）尾蚴被染成粉红色，分体部、尾部。体部椭圆形，前端有头器，后端为圆形腹吸盘；尾部较长，末端分叉。

（二）血吸虫尾蚴活体标本

用解剖镜观察水中运动活泼的尾蚴，体形如前述，无色透明。

（三）血吸虫成虫和中间宿主肉眼标本

1. 雄虫　呈乳白色，大小为（9～12）mm×0.5mm，虫体在腹吸盘后方两侧向腹面卷折形成抱雌沟。

2. 雌虫　大小为（12～26）mm×0.3mm，虫体前半部纤细，后半部增粗，因肠管内含较多血液，故虫体呈深褐色。

3. 雌雄合抱　雌虫的部分虫体藏于雄虫的抱雌沟内。

4. 钉螺　较小，长度不超过 1cm。螺壳前宽后尖，灰褐色，有 6～7 个螺旋。

（四）血吸虫感染兔肝脏和肠系膜病理标本

观察肝脏表面灰白色虫卵结节和肠系膜静脉中呈乳白色或黑褐色的血吸虫成虫。

【操作】

鱼肌肉压片检查肝吸虫囊蚴（metacercaria）

将感染有肝吸虫囊蚴的淡水鱼（或虾）放在洁净的培养皿内，用小剪刀轻轻刮去鱼鳞，然后用小镊子撕去鱼皮，取鱼背部肌肉 1 小块，放在 2 张载玻片之间，用力压薄，置低倍镜下观察。囊蚴椭圆形，多分布在鱼的背部及尾部，腹部较少，极少见于头部及尾鳍。囊蚴大小为 138μm×115μm，有双层较薄囊壁。幼虫卷曲在囊内，可见口吸盘和腹吸盘及 1 个充满黑色颗粒的大排泄囊。在此压片中常可见到其他吸虫的囊蚴，但其形态特征与肝吸虫囊蚴不同，注意加以鉴别。

【实验报告】

1. 绘肝吸虫虫卵彩图并标注：卵壳、肩峰、小疣、卵盖、毛蚴。
2. 绘血吸虫虫卵彩图并标注：卵壳、毛蚴、卵黄膜、侧棘。

【思考与讨论】

1. 血吸虫的生活史分几个阶段？具有感染性的是哪个阶段？其形态有何特征？
2. 人类通过何种途径感染血吸虫？感染后出现哪些脏器损伤？原因是什么？
3. 除外血吸虫，还有哪些病原生物可感染肝脏？
4. 血吸虫病在我国哪些地区流行？为什么流行有季节性、地方性的特点？
5. 血吸虫成虫寄生于肠系膜静脉中，为什么早期病人粪便中可查到虫卵？
6. 我国各地区华支睾吸虫病的感染方式有哪些？
7. 肝吸虫和血吸虫的感染途径和中间宿主有何不同？虫卵形态有何区别？
8. 根据病例，做下列选择题（单选或多选）

（1）病例中的患者所患疾病是

A. 肺吸虫病　　B. 猪带绦虫
C. 钩虫病　　D. 血吸虫病
E. 肝吸虫病

（2）确诊的最佳方法是

A. 生理盐水直接涂片法　　B. 毛蚴孵化法
C. 饱和盐水浮聚法　　D. 玻璃胶纸法
E. 环卵沉淀试验

（3）感染后出现腹痛、脓血便和肝区压痛等症状和体征的时间大约是

A. 10 天　　　　B. 60 天

C. 150 天　　　　D. 260 天

E. 360 天

（4）造成该病晚期各种综合征的根本原因是

A. 虫体在体内大量死亡而出现的中毒反应

B. 虫体大量反复感染造成机体免疫功能低下

C. 虫卵肉芽肿严重损害肝脏出现干线型肝纤维化

D. 虫卵内毛蚴释放的抗原引起特异性抗体水平升高

E. 封闭抗体的降低

综合实验七　血吸虫感染小鼠及病理学观察和诊断方法

【教学内容】

1. 血吸虫尾蚴孵化。

2. 血吸虫感染小鼠及感染鼠的解剖及观察。

3. 粪便直接涂片法、毛蚴孵化法及环卵沉淀实验诊断血吸虫感染。

实验 31　尾蚴感染小鼠及小鼠病变现象观察

Cercaria Infection in Mice

【目的与要求】

1. 了解日本血吸虫的感染方式和途径，认识感染后的肝、肠病理学改变。

2. 通过血吸虫感染小鼠、诊断和病理学观察等一系列综合性实验，了解病原生物的致病性和免疫性，学习实验动物感染模型的建立方法，为今后的科研工作奠定基础。

【操作】

一、血吸虫尾蚴感染小鼠

［材料］

1. 血吸虫感染钉螺、小鼠。

2. 钢网、三角烧瓶、镊子、刀片、棉签、盖玻片、小鼠固定板、接种环等。

［方法］

1. 尾蚴逸出　将阳性钉螺数个放到 50ml 三角烧瓶中，杯中灌注冷开水至液面离瓶口约 1cm。将铜丝网覆盖在瓶口上，以防钉螺爬出。将烧瓶置温箱内，25℃孵育 4～12h，尾蚴陆续逸出，浮出水面。

2. 感染小鼠

（1）备皮　将小鼠四肢缚在固定板上，腹部朝上。用剪刀刮去腹部约 2cm×2cm 面积内的腹毛，用棉签蘸水湿润皮肤。

（2）感染　用接种环自三角烧瓶水面挑取尾蚴置于盖玻片上，在解剖镜下计数 40～50 条尾蚴。用镊子夹取载有尾蚴的盖玻片翻转贴于小鼠腹部剃毛处，使尾蚴与皮肤接触，同时在盖玻片与皮肤之间滴加数滴清水保持湿润。

注意：水量不可过多，以免流淌；冬季应设法保持室温在25℃左右。20～30min后用镊子取下盖玻片。

二、感染小鼠的解剖和病变观察

[材料]

感染病鼠一只、注射器、剪刀、玻璃片、解剖针、生理盐水、小培养皿、双筒解剖镜。

[方法]

1. 观察尾蚴性皮炎　仔细观察小鼠局部皮肤有无红斑和丘疹。将小鼠松绑、笼内饲养。登记接种日期和尾蚴数。

2. 解剖小鼠　感染后42d左右解剖小鼠。

将感染病鼠颈椎脱臼致死。用剪刀自剑突向下剪开皮肤及肌肉，作长约1cm的切口，打开腹腔即可看到病鼠的肝脏和肠等器官。

3. 观察病变脏器　在病鼠门静脉系统可找到成虫，并观察肝、肠等器官病变。同时粪便中可查见虫卵。

（1）肝脏　表面不光滑，有很多灰白色小点，此即虫卵肉芽肿或虫卵结节。

（2）肠壁及其压片检查　用剪刀小心取下含有1～2个灰白色小点的直肠壁，夹在两张载玻片之间，低倍镜下观察。可见许多不同时期的虫卵，如未成熟卵、成熟卵、死卵、钙化卵等。注意：观察肝脏和肠壁压片标本时，要联系理论课所学知识。

（3）肠系膜静脉　用手将肠管提起，对光展开肠系膜血管，可见肠系膜静脉中有活动的血吸虫成虫。取出后观察自然状态下雌雄合抱的情况。

4. 观察病理标本　观察肝脏和结肠壁的病理改变（事先做好病理片）。

注意：整个操作过程要小心，避免接触感染。

实验32　血吸虫感染的诊断

Diagnosis of Blood Fluke Infection

【目的与要求】

1. 熟悉血吸虫病的诊断方法。
2. 了解环卵沉淀试验的原理及对血吸虫感染的诊断意义。

【操作】

一、粪便直接涂片法和毛蚴孵化法（沉淀孵化法）

此法适用于诊断早期血吸虫病。因早期血吸虫成虫每天产卵数极少，直接涂片法不易确诊。随粪便排出的虫卵内含有成熟毛蚴，在适宜温度、光线及清洁水中短时间内即可孵出毛蚴。

[材料]

200ml锥形量杯、500ml烧杯、100ml三角烧瓶、玻璃棒、漏筛。

[方法]

1. 大便处理　取患者24h大便置烧杯内加水搅拌均匀，用筛箩滤去粗大渣滓。收集滤液于锥形量杯内，再加水至杯口，自然沉淀约60min。倾去上清（倾倒时要迅速，不宜晃动，免使沉渣浮起），再加水沉淀。如此反复 4～5 次，直到上层液清晰为止，并再倾去上层液。

2. 直接涂片检查虫卵　用吸管吸取少量沉渣涂于载玻片上，用低倍镜检查虫卵（需查 3 张涂片）。

3. 毛蚴孵化和观察　如直接涂片未找到虫卵，则需将全部沉渣倾注于三角烧瓶中，加水至瓶口，置 20～30℃温箱孵化 3～6h，毛蚴即可孵出。将孵化瓶放在窗口或强光源前，背面最好衬以黑纸为背景。在近液面的液体内如见细小白色点状物作直线来往游动，即是毛蚴。必要时可用吸管将毛蚴吸出，置载玻片上，在显微镜下观察。如第一次观察未见毛蚴，需每隔 4～6h（24h 内）观察 1 次。

注意：①夏季室温较高，在自然沉淀过程中可能有部分毛蚴孵化出，而使毛蚴随换水流失。因此必须在冰箱（4℃）中自然沉淀，或改用 1%食盐水冲洗粪便，以防毛蚴孵出（但最后一次一定要用清水）。②影响毛蚴孵出的因素包括粪量不足、粪便放置过久、未换清水致使粪质过多、酸碱度不适或自来水含氯过多等，都可影响孵化结果。

二、环卵沉淀实验（Circumoval Precipitin Test，COPT）

［材料］

1. 阳性血清　取自感染 2～3 周小鼠（摘除眼球取血，分离血清），或采用患者血清、感染血吸虫的家兔血清。

2. 鲜卵　取自感染鼠的肝脏。或采用日本血吸虫干卵（即冰冻干燥虫卵）。

3. 石蜡、大头针、毛笔、载玻片和盖玻片等。

［方法］

1. 准备载玻片　取洁净载玻片 1 张，用毛笔蘸少许融化石蜡在玻片上画边长 20mm 的正方形。

2. 加待测血清　在蜡线方格内滴加待测血清 3 滴（注意血清有无污染或溶血）。

3. 加血吸虫卵　用大头针尖挑取干卵（约 100～150 个虫卵）、或用滴管滴加新鲜卵悬液 1 小滴（约含 40 个卵）加入血清中并轻轻混匀。

4. 封蜡、培养　盖上 24mm×24mm 盖玻片（不要产生气泡），四周用融蜡密封，置 37℃温箱培养 48h。

5. 镜检结果　取出培养后的玻片置低倍镜下观察结果。如虫卵外周出现泡状（直径大于 10μm）、指状或带状沉淀物，并有明显折光，边缘较整齐者为阳性反应。

6. 记录环沉率　计数 100 个成熟卵中出现沉淀物的虫卵数为环沉率，＞5%者可报告为阳性；1%～4%者为弱阳性。环沉率在治疗上有参考意义。

［结果判定］

“－”：虫卵周围光滑，无沉淀物，或小于 10μm 的小泡状沉淀物者，均为阴性。

“＋”：虫卵周围的泡状沉淀物小于虫卵外周的 1/4；细长卷曲带样沉淀物，大于虫卵长径；片状沉淀物小于虫卵面积的 1/2。

“＋＋”：虫卵外周沉淀物大于虫卵外周的 1/4，细长卷曲带样沉淀物相当于或超过虫卵长径；片状沉淀物大于虫卵面积的 1/2。

“＋＋＋”：虫卵外周泡状沉淀物超过虫卵外周的 1/2，细长卷曲带样沉淀物相当于或超过虫卵长径 2 倍；片状沉淀物相当或超过虫卵面积。

注意：

①将干卵加入血清后，应搅匀分散，切勿成团块，然后覆以 24mm×24mm 的盖玻片。

②应确切掌握阳性反应标准。真正的阳性反应，不论小泡状、带状或片状沉淀物，其边缘均应整齐、均匀，并有明显折光。

③计算虫卵时，凡不成熟卵、破壳卵均不应计数在内。每张标本至少应观察 100 个成熟卵，然后计算阳性反应的环沉率。对于阴性反应的标本，必须看完全片。

④已观察的标本，可用 3%来苏儿浸泡 1～2d，待盖片和载玻片分开后，再分别清洗、拭干、备用。

【自学】

一、环卵沉淀实验（Circumoval Precipitin Test，COPT）原理

环卵沉淀试验是诊断血吸虫病的一种免疫血清学试验。其原理是血吸虫卵内毛蚴分泌的可溶性抗原物质透过卵壳可与患者血清中特异性抗体结合，在虫卵周围形成折光性较强的沉淀物，即为阳性反应。免疫荧光法试验结果表明，参与形成环卵沉淀物的主要是病人血清中的免疫球蛋白 IgG 和 IgM。

二、血吸虫冰冻干燥虫卵制备简介

取新鲜卵 1 份加 1.5%甲醛 30～40 份，作用 15min，每隔 5min 搅拌 1 次，令其自然沉淀。15min 后倾去上清液，按上述比例再用蒸馏水清洗 10min，每 5min 搅拌 1 次，10min 后吸去上清液。重复清洗 2 次。将沉淀虫卵吸至小玻璃杯中，尽量吸去水分。将小玻璃杯置于乙醇干冷溶液中（−70℃）使虫卵速冻。在冰浴中真空干燥 4h。最后将干燥虫卵分装于小管中，真空封口备用。

【实验报告】

1. 小鼠感染结果；
2. 粪便检查结果：①生理盐水直接涂片检查结果；②毛蚴孵化法检查结果；
3. 环卵沉淀实验结果；
4. 病理观察结果：①肉眼观察结果；②显微镜观察结果；
5. 结论　综合上述检查结果，说明小鼠是否感染了及如何感染了日本血吸虫，以及该虫的致病性和免疫性。

综合实验八　HIV 感染者的细胞免疫功能检查

【教学内容】

录像：

1. 流式细胞仪检测 $CD4^+$/$CD8^+$ T 淋巴细胞。
2. ELISPOT 法检测细胞因子分泌细胞。

【目的与要求】

1. 了解现代免疫技术与新型仪器在细胞免疫功能检测方面的应用，启迪科学思维。
2. 了解流式细胞仪检测 $CD4^+$/$CD8^+$ 细胞数量的原理、操作流程和在 HIV 感染者免疫功能评价及诊断中的应用。
3. 了解 ELISPOT 法的检测原理、操作流程及其应用范围。

实验 33　流式细胞术检测 CD4$^+$/CD8$^+$T 淋巴细胞

Flow Cytometry（FCM） for CD4$^+$/CD8$^+$T Cells Count

流式细胞术（flow cytometry，FCM）是一种对处在液流中的细胞或其他生物微粒（如细菌）逐个进行多参数快速定量分析和分选的技术。流式细胞仪是测量待检细胞染色标记物荧光强度的分析仪器，是集激光、计算机、流体力学、细胞化学、图像分析为一体的多学科、高科技产物。流式细胞仪的特点包括：①测量速度快，最快时可在 1s 内测定数万个细胞；②多参数分析，对细胞可同时做有关物理、化学特性如大小、内部结构、DNA、RNA、蛋白质、抗原等多参数测量；③精确分选并收集细胞，由此又被称为荧光激活细胞分选器（fluorescence activated cell sorter，FACS）。

现以美国 BD 公司的 FACS Cali 型流式细胞仪为例，对仪器的构造、工作原理及其对艾滋病患者 CD4$^+$、CD8$^+$ T 细胞的检测过程做一简介。

（一）仪器基本构造

主要由以下五部分构成：

1. 流动室及液流驱动系统。
2. 激光光源及光束成形系统。
3. 光学系统。
4. 信号检测与存贮、显示、分析系统。
5. 细胞分选系统。

（二）基本工作原理（图 33－1、2）

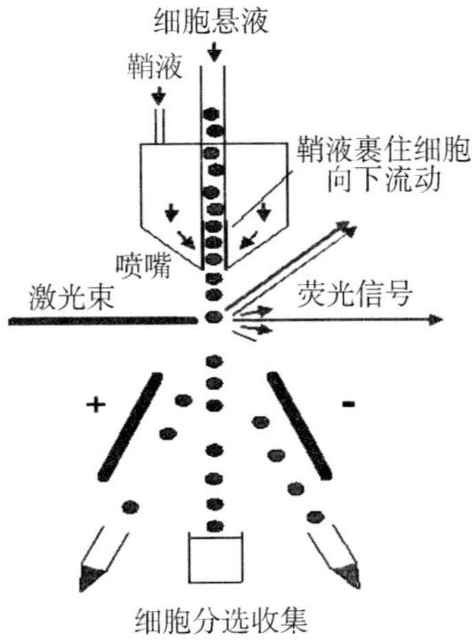

图 33－1　流式细胞仪的基本原理模式图

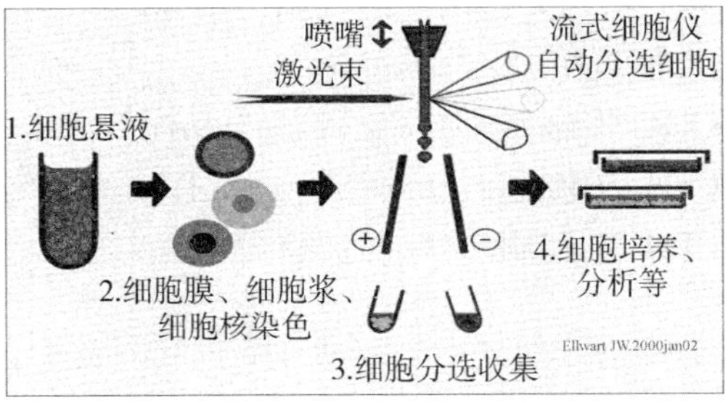

图 33－2　流式细胞术的基本流程模式图

待测样本的细胞悬液经一种或几种特殊荧光标记后放入 FACS 的样品管中，在鞘液的包围和约束下，细胞排成单列由流动室喷嘴高速逐个喷出，形成细胞液柱。当液柱通过检测区，与水平方向入射的激光束垂直相交，产生前向散射光（FSC）和侧向散射光（SSC），分别反映细胞的大小和颗粒度，据此可将细胞分类；细胞标记的荧光染料在激光束的激发下产生特定荧光，被光学系统检测并输送到计算机进行分析，从而得到细胞的各种特性，并在计算机上直观地统计出荧光染色阳性细胞的百分率。如果对具有某种特征的细胞感兴趣，也可用FACS的分选功能将其分选并收集，以便进一步培养、研究。

（三）流式细胞术检测 $CD4^+/CD8^+$ T 细胞数量

FACS以其快速、灵活、灵敏和定量分选收集等特色，广泛应用于基础研究和临床检验各个方面，包括细胞生物学、肿瘤学、血液学、免疫学、药理学、遗传学及临床检验学等。国内临床目前最常用于肿瘤细胞的DNA倍体分析和细胞的表型测定，包括淋巴细胞亚型分析、免疫功能监测、白血病和淋巴瘤免疫分型、残余白血病检测、以及HLA-B27组织抗原检测等。现以AIDS患者 $CD4^+/CD8^+$ T 细胞数量的检测为例，简要说明FACS的应用和操作。

1. 检测原理　$CD4^+/CD8^+$ T 细胞的绝对计数和比例在HIV的临床诊断与治疗上具有重要意义，并可辅助监控HIV的治疗。利用抗CD4和抗CD8的单克隆抗体与淋巴细胞表面相应抗原结合，再配合多色荧光染料，即可将 $CD4^+$ 和 $CD8^+$ T 细胞分开，进而得到各亚群的相对比例。

2. 操作程序

（1）制备肝素抗凝全血　采血并按常规制备抗凝全血（肝素稀释液的制备：取125μl肝素，加入1ml生理盐水。抗凝时按1ml全血加入0.2ml肝素稀释液的比例制备）。

（2）加荧光标记单抗　取50μl抗凝血，放入1.5ml的EP离心管中，再加入20μl Tri TEST试剂，充分混匀后置室温避光处（也可放抽屉内）反应15～20min。

Tri TEST试剂成分：①FITC（异硫氰基荧光素）标记的抗CD4单抗；②PE（溴化乙锭）标记的抗CD8单抗；③PERCP（多甲藻叶绿素蛋白）标记的抗CD3单抗。

（3）溶血　加入450μl红细胞裂解液（溶血素）并充分混匀，置室温避光处（抽屉内）10min，至管中液体呈透明红色为止。

（4）检测、分析、打印结果　将上述标本上机检测，用BD公司提供的相关软件对标本进行处理和分析，并打印二维点图（图33-3、4）。

3. 正常值范围

（1）$CD4^+$ T 细胞　414～1123个/μl；

（2）$CD8^+$ T 细胞　238～874个/μl；

（3）$CD3^+$ T 细胞　770～2041个/μl。

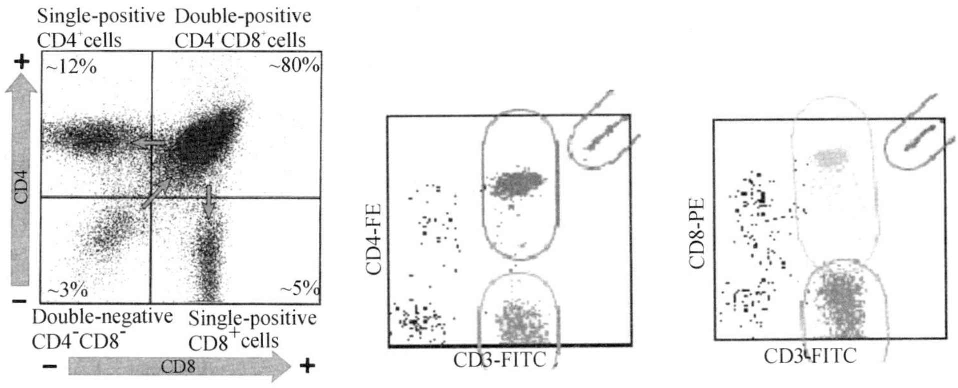

图 33－3、4 正常人胸腺内和 HIV 感染者的 $CD4^+/CD8^+$ T 细胞 FCM 结果（采自 Abul K. Abbas 图）

实验 34　ELISPOT 法检测分泌细胞因子的细胞

Enzyme-Linked Immunospot Assay Detecting Cells Secreting Cytokines

ELISPOT 检测法（enzyme-linked immunospot assay，酶联免疫斑点法）是在单细胞水平检测抗体分泌细胞（ASC）或细胞因子（CK）分泌细胞的一项细胞免疫学检测技术。该技术基于酶联免疫吸附实验的原理，又借鉴了可检测并计数单个抗体形成细胞的溶血空斑技术（hemo-lytic plaque forming cell assay，HPFC）、并通过显微数码相机和计算机免疫斑点自动图像扫描分析仪（immuno spot analyzer）分析、计数斑点，从而可以十分敏感、准确地检测 CK（或抗体）的生成量及 CK 分泌细胞或 ASC 的数量。该技术具有下列特点：①高敏感性。因为 ELISPOT 是直接在 CK 分泌细胞的周围捕捉 CK，精度可从 20 万～30 万个细胞中检出 1 个 CK 分泌细胞，是目前唯一可达到百万分之一精度的细胞分析方法（流式细胞分析技术的灵敏度一般为万分之一）。②操作简单。其基本操作类同 ELISA，只是再加上微孔细胞培养和抗原刺激。③标本处理简单。检测标本只需少量外周血分离淋巴细胞，并适用于冰冻后复苏的人类淋巴细胞的检测。此点对于临床的对比研究非常重要。④成本低于流式细胞分析术。正是这些特点，使得 ELISPOT 检测技术被越来越广泛地用于 T 细胞免疫功能的研究和临床诊断等诸多领域。

（一）ELISPOT 检测法的原理

ELISPOT 的原理与 ELISA 的原理相同，都是通过酶的高效催化放大抗原抗体反应，从而使检测水平达到极高的灵敏度。其实验设计是在 96 微孔培养板底部披覆 PVDF（poly vi-nylidene fluoride，聚偏氟乙烯）膜吸附特异性单克隆抗体，膜的微孔结构可容纳单个细胞坐在其中并分泌细胞因子或特定抗体。将外周血分离的单核细胞（peripheral blood mono-nuclear cell，PBMC）加入 96 孔板并加入相应抗原刺激、孵育；数小时后 PBMC 便可产生 CK 并被 PVDF 膜上的特异性单抗捕获。被捕获的 CK 与生物素（biotin）标记的第二抗体结合；生物素再与酶标记的链霉亲合素（avidin）结合，最后加入酶的底物并孵育，在细胞分泌 CK 的相应孔内出现清晰可辨的斑点，一个斑点即代表一个 CK 分泌细胞。斑点可直接在显微镜下人工计数，或通过 ELISPOT 酶联斑点分析仪进行分析（图 34－1）。

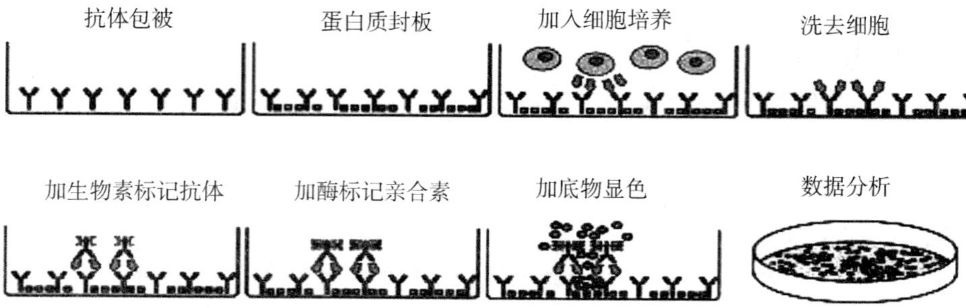

图 34－1 ELISPOT 原理示意图

（二）ELISPOT 的操作流程

1. 单抗包被（Coat with Ab） 将针对特定细胞因子的特异性单抗预先包被于底面覆盖 PVDF 膜的 96 孔 ELISPOT 板，4℃孵育过夜。如果是检测分泌特异抗体的细胞，则只需把包被特异抗体变为包被特异抗原即可。

2. 封板（Block） 用 PBS 洗板 6 次，用 10％胎牛血清（FCS）培养基封闭剩余孔，室温孵育至少 1h（如果使用试剂盒可省略此步）。

3. 细胞培养（Incubate cells） 将待测细胞（如纯化的 CD8 T 细胞、去除某种特异细胞群的 PBMC）用含 10％FCS 的培养基稀释至（5×10^4）～（5×10^5）个/孔，加入 ELISPOT 板的孔中，并加入特异性刺激物（如抗原）使之活化。阴性细胞对照孔只加无血清培养基；阳性细胞对照孔加植物血凝素（PHA，2μg/ml）。将 96 孔板置 37℃、5％ CO_2 孵箱培养24～48h。

4. 洗板（Wash） 将板取出后用含 0.01％Tween－20 的 PBS 洗板 6 次，去除细胞。

5. 加生物素标记抗体（Add Biotin-Ab） 加入生物素标记的抗 CK 抗体，孵育 3h。再洗 6 次。

6. 加酶标亲合素（Add Enzyme-Avidin） 加 AP（碱性磷酸酶）或 HRP（辣根过氧化物酶）标记的链霉亲合素，室温孵育 3h。

7. 加底物显色（Add colorimetric Substrate） 用 PBS－Tween－20 洗板 5 次，加入底物，置室温待出现紫色（AP）或红色（HRP）斑点。

8. 计数斑点及结果分析（Analyze） 斑点出现后，可在显微镜下人工计数，或者采用计算机辅助成像分析系统如 Immuno Spot Analyzer 自动分析仪（图 34－2）自动处理结果。仪器先以高分辨率镜头捕捉 PVDF 膜微孔中的斑点影像并储存成 TIF 文件，Immuno Spot 自动影像扫描分析仪根据设定条件，分析并提供不同的数据格式，包括膜表面影像、每个微孔中的斑点数目、平均斑点数目及斑点大小的直方统计图等，从而得出样品中被激活细胞的数目和细胞因子的分泌量（图 34－3）。

（三）应用范围

ElISPOT 分析技术使单细胞的分泌产物可视化，其高度敏感性使其成为当今公认的最

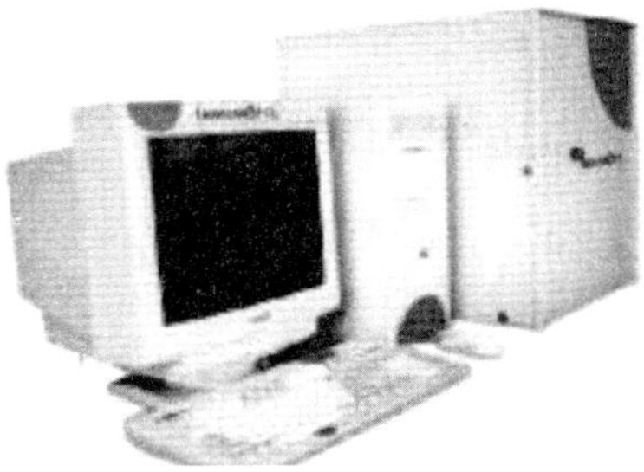

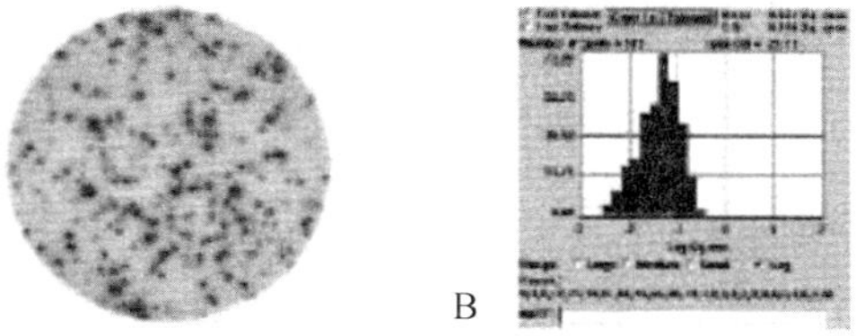

图 34-2 Immuno Spot Analyzer 自动分析仪　　　　**图 34-3** ELISPOT 结果分析

灵敏的抗原特定 T 细胞的体外检测技术。目前，ELISPOT 已被用于检测细胞因子及其受药物、病原生物的抗原刺激后的变化，为了解体内免疫功能调节效应提供了检测依据。近几年和未来 ELISPOT 的应用主要在以下几个方面：

1. 肿瘤免疫的研究　如监测癌症患者的免疫状况、检测外周血淋巴细胞中抗原特异性 Tc 细胞（CTL）的数量和作用、诱导肿瘤特异性 T 细胞的疫苗试验等。

2. 抗感染免疫的研究　如莱姆病、衣原体感染、幽门螺杆菌感染、病毒感染等，可从传染病患者的 PBMC 中检测抗原肽特异性 T 淋巴细胞的数量和功能、评价由 HIV-1 感染引起黏膜 $CD4^{+}$ T 细胞免疫应答的作用、以及 HIVgp 120 与霍乱毒素共表达的 DNA 疫苗的免疫原性。

3. 免疫调节与治疗的研究　探讨自身免疫病的发生机制如 T 细胞的作用及数量变化、药品的研发与效应检测、疫苗研制及有效抗原决定簇的定位、注射途径及人体试验的疫苗效价评估。

4. 器官移植配型研究　部分接受器官移植的患者因曾有多次输血、既往异体移植失败或多次妊娠史等而导致体内存在产生异体 HLA 抗体的记忆 B 淋巴细胞，一旦受到移植物 HLA 抗原的刺激则会导致排斥反应。在移植前，将移植物抗原在体外刺激受者的记忆 B 淋巴细胞并建立特定的 ELISPOT 方法检测产生 HLA 抗体细胞的数量，可预测移植效果。

5. 细胞免疫功能研究　如 T 细胞准确数量的研究、Th0/Th1/Th2 细胞的转换分析、功能性 T 细胞亲和力的测量、T 细胞同源性细胞因子产物与旁细胞因子产物的研究等。

6. 体液免疫功能研究　如 B 细胞免疫球蛋白及特定亚型的研究、过敏机制的探讨等。

【思考与讨论】

1. 哪些实验方法可用于初筛和确证 HIV 感染？

2. AIDS 的实验室诊断依据是什么？

综合实验九　细菌的耐药性及耐药机制检测

【教学内容】

1. 细菌的药物敏感性实验。

2. 耐药因子的传递实验。

实验35 抗生素敏感性实验（K-B纸片琼脂扩散法）

Antibiotic Susceptibility Test（K-B Disk Agar Diffusion Test）

【目的和要求】

1. 掌握抗生素敏感性实验纸片法的操作。

2. 了解细菌的耐药现象，培养学生慎用抗生素的观念。

【材料】

1. 待测细菌　金黄色葡萄球菌（*Staphylococcus aureus*）和大肠埃希菌（*Escherichia coli*）肉汤培养物各1支；或取平板上的分离菌落。

2. 普通琼脂平板。

3. 抗生素纸片　青霉素（penicillin）、链霉素（streptomycin）、氯霉素（chloramphenicol），分装在3个小瓶中。

4. 接种环、无菌棉拭子、无菌生理盐水、酒精灯、95%酒精、镊子等。

【方法】

1. 标记　取1只普通平板，在皿底外表三个区域分别做三种抗生素纸片位置的标记。各纸片中心距离应大于24mm，纸片距平板内缘应大于15mm。

2. 接种细菌　用无菌接种环挑取平板上数个菌落置于无菌生理盐水管中，制成细菌悬液。以无菌棉拭子蘸取一种菌液，在试管内壁挤压除去多余菌液后，将细菌涂满整个琼脂平板表面，并纵横交错涂4层（图36-1）。

注意：①2个同学各自接种1种细菌。②靠近酒精灯旁无菌操作。

3. 贴抗生素纸片　将镊子蘸酒精在酒精灯上点燃后离开酒精灯。待镊子上的火焰熄灭后，夹取抗生素纸片贴在已接种细菌的培养基的表面，并用镊尖轻压纸片贴紧（图35-2）。镊子用后同法消毒。

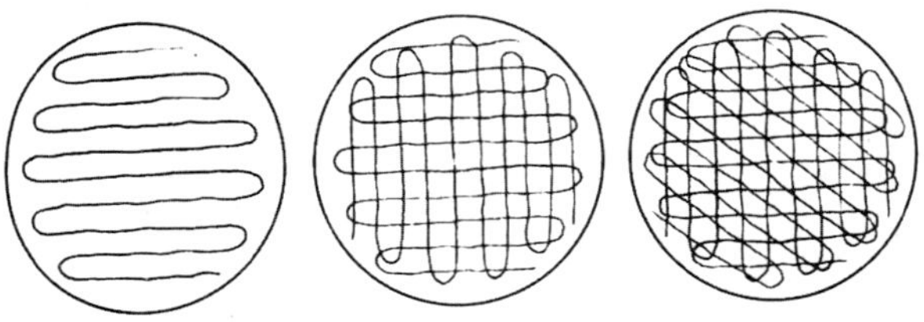

图35-1　密集划线接种示意图

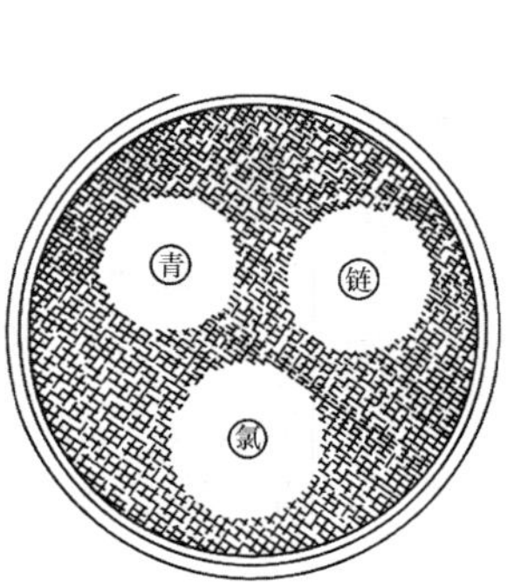

图35-2　贴药敏纸片及药敏结果

4. 培养　平板倒置，37℃培养18～24h。

【结果】

次日取出培养物，观察抑菌环直径，判断细菌对抗生素的敏感或耐药程度（表35-1）。

表 35－1　各种抗生素的抑菌圈直径与敏感性关系

抗菌药物	每纸片含量	抑菌环直径（mm）		
		高敏	中敏	耐药
青霉素	1 单位	＞20	10～20	＜10
链霉素	10μg	＞15	10～15	＜10
氯霉素	10μg	＞17	10～17	＜10

【自学】

药物敏感实验（antibiotic susceptibility）（K-B 纸片琼脂扩散法）　将含一定浓度的抗生素纸片贴在平板培养基上密集接种的细菌表面。纸片中所含抗生素吸取琼脂中水分后不断向纸片周围区域扩散，形成递减的浓度梯度。在纸片周围有效抑菌浓度范围内的细菌生长被抑制，形成透明的抑菌圈。抑菌圈直径的大小反映该细菌对抗生素的敏感程度，并与抗生素对细菌的最低抑菌浓度（MIC）呈负相关，即抑菌圈愈大，MIC 愈小。

【思考和讨论】

1. 药物敏感实验（纸片法）有何优缺点？
2. 比较各组药物敏感实验的结果。分析其造成差异的影响因素有哪些？
3. 葡萄球菌和大肠埃希菌对相同抗生素的敏感性有何异同？分析其原因。
4. 通过该实验对你今后医疗实践中的抗感染治疗理念有何影响？

实验 36　耐药因子（R 质粒）传递实验

Drug Resistant Factor Transfering（R Plasmid）

【目的与要求】

通过 R 因子传递实验，了解细菌的耐药机制，强化无菌操作观念。

【材料】

1. 供体菌和受体菌的肉汤培养物、LB 平板。
2. 无菌棉拭子、无菌试管、吸管等。

【方法】

1. 制备混合菌液　以两只无菌吸管，分别吸取 0.2ml 供体菌液和 0.5ml 受体菌液，放入 1 只无菌试管内混匀，37℃培养 40min。

2. 接种 LB 平板

（1）接种供体菌和受体菌　取 1 只 LB（Luria-Bertani）平板，以蜡笔在底部外表划线将其分为 2 个区，以 2 只无菌棉拭子分别蘸取供体菌液和受体菌液，分别涂抹在 2 个区。注意：2 个区的细菌不要互相接触。

（2）接种混合菌　另取 1 只 LB 平板，以无菌棉拭子蘸取培养后的混合菌液密集涂布。

3. 培养　将 2 个培养皿倒置，37℃培养 24h。次日观察各培养皿上有无细菌生长并分析其意义。

【自学】

R 因子即 R 质粒（R plasmid），是广泛存在于肠道杆菌中的耐药性质粒，并可在不同菌

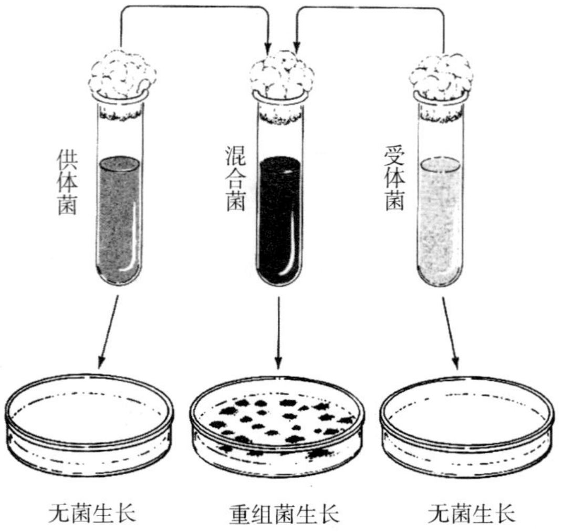

图 36-1　R 因子传递实验原理示意图

株间传递，使耐药菌株增加。本实验选用抗卡那霉素的大肠杆菌为供体菌，抗链霉素的大肠杆菌为受体菌。当它们各自在同时含卡那霉素和链霉素的平板（LB 平板）上时，均不能生长。但当它们之间发生接合（conjugation）、受体菌接受了供体菌的 R 质粒而具备了卡那霉素和链霉素两种耐药性时，便能在 LB 平板上生长（图 36-1）。

【思考与讨论】

1. 细菌产生耐药性的原因有哪些？
2. 医疗实践中应采取哪些措施以避免或减少耐药菌株的流行？
3. 以你所学过的生物化学和分子生物学知识，设计一种检测细菌耐药性的方法。

第三部分　设计性实验

设计实验一　模拟感染性粪便标本的病原学诊断

Detection of Pathogens in Mimic Infectious Feces Specimens

【教学内容】

1. 病例讨论，设计实验方案。

2. 模拟感染性粪便标本的病原学检查。

【目的与要求】

1. 根据病例，设计肠道感染粪便标本的病原生物学和免疫学检测方案。

2. 小组报告设计方案。

3. 根据方案做实验，写出实验报告。

【病例摘要】

病例 1　发热、腹痛、腹泻 1 天，神志不清 1h。

18 岁男民工。夏季某日下午 3:00 左右无明显诱因出现阵发性脐周痛，发热体温 40℃伴畏寒。次日凌晨 2 点腹泻 7～8 次，为黏液便，无脓血，量多。12:00 体温 40.3℃，14:00 出现谵语、烦躁不安、呼之不应、大小便失禁。就医体检血压为零，怀疑“中毒性菌痢”并给予静脉滴注低分子右旋糖酐等扩容升压后转入 302 医院。

病例 2　腹泻黄色稀水便 18 天。

60 岁男工人。冬季某日晚无明显诱因感觉腹部不适，次日晨出现腹泻，每日 20 余次，量多，为黄色稀水便；无腹痛和里急后重感，无发热。曾口服黄连素等药物无效。

病例 3　发热 6h，昏迷 1h，抽搐 3 次。

2 岁男儿。夏季某日 14:00 许突然高热，体温 39.5℃。无咳嗽流涕、腹痛腹泻和呕吐。16:50 出现全身抽搐，四肢僵硬，双眼上翻，口吐白沫，持续约 3～4min。17:00 许又有 2 次抽搐，约持续 3～5min。19:00 许患儿进入昏迷状态，呼之不应。就医某医院诊断“乙型脑炎”后转入 302 医院。查体：T 39.2℃，P 142 次/min，R 36 次/min，不规则，Bp 12.1/7.4kPa（90/56mmHg）。患儿昏迷、牙关紧咬、面色灰白、口唇发绀、四肢末梢冰冷。浅表淋巴结未触及肿大。颈轻度抵抗、双侧膝腱反射亢进、双侧巴宾斯基征阳性。入院后给予温盐水流动灌肠，灌出大量白色脓样便，镜检发现红、白细胞满视野。

病例 4　持续发热半个月伴肝脾肿大。

4 岁男儿。7 月 2 日起发热，持续 38℃左右，下午达 39℃，无寒战，偶腹痛，无呕吐、腹泻，无盗汗。病后发现唇色渐变淡，腹部渐胀大。当地医院每日给安乃近口服退热，并肌肉注射庆大霉素每日 2 针。查体：T 38.8℃，P100 次/min，消瘦，肤色苍黄，贫血外观，无其他皮疹及明显黄染。颈后、枕后、右腋下各有 3～4 个黄豆大淋巴结；左腋下、双颌下各有 1 个指头大淋巴结，活动、有压痛。腹部膨隆，肝右锁骨中线肋下

8.5cm，腋前线肋下 10.5cm，剑突下 4.5cm；脾左锁骨中线肋下 8.5cm；均中等硬度、光滑、触痛不明显。

病例 5 腹泻、呕吐 20 小时。

65 岁男离休干部。夏季某日晚餐大量食入未加热的菜市场所购烧鸡。深夜突起 10 多次腹泻，先稀水便后转为米汤样便，无里急后重，脐部有隐痛。随后恶心呕吐共 7 次，吐出胃内容物，上腹不适，伴出汗和双下肢抽搐，无发热。次日下午就医检查血压 12.0/ 8.0kPa (90/60mmHg)。

病例 6 福建青年农民，因黑便 8 天入院。

患者夏季下蔗田劳动后觉趾间、足背刺痒并出现红疹，次日转为水泡和脓疱，进而双下肢红肿伴发热、咳嗽。数日后红肿消退。1 个月后因剧咳在当地就诊，按“支气管炎”经抗菌治疗无效。近 8 天每日排黑便数次。查体：贫血外貌，两肺闻及湿性啰音。粪检：大便呈黑褐色，潜血（+++）、红细胞（+）、涂片见少许寄生虫卵。

患者入院后仍每天排褐色稀便 2～3 次，量大，并呈进行性贫血。疑为十二指肠溃疡出血转外科剖腹探查。术中发现空肠腔内积血，并见 200 多条长约 1cm 大小的线虫。

病例 7 四川男青年工人。腹胀、食欲不振 2 个月，腹泻呕吐 1 周。

患者近 2 月出现纳差、食欲不振、腹泻、上腹疼痛、肝区不适等症状。无厌油史。近日因腹泻、乏力加剧伴呕吐来院就诊。喜在河溪中捉鱼煎烤。查体：神差，消瘦，巩膜及皮肤轻度黄染。肝肋下 1.5cm。疑为黄疸性肝炎。实验室检查：黄疸指数 16 单位，总胆红素 27μmol/L，谷丙转氨酶 56 单位。大便常规查见虫卵。

病例 8 四川中年农民，男。头痛、畏寒、高热 6 天，昏迷 1 天入院。

患者 6 天前因“受凉”后出现头痛、腰痛、畏寒，高热达 41℃。每天下午 2 时左右发作，出汗退热。当地乡医院治疗无效并出现昏迷。两年前到中缅边界伐木，半月前返家。查体：T 39℃，P104 次/分，R25 次/分，BP17.2/11.8kPa。急性病容，昏迷，巩膜黄染。肝剑突下 4cm，表面光滑，质软，边缘钝，压痛（+）。脾肋下 1cm，肝脾区叩痛（+）。血象：Hb87g/L；WBC 8.2×10^9/L；N 0.75；L 0.25。治疗经过：入院后给予补液、低流量给氧、抗生素、激素、脱水剂、退热剂等治疗，但患者一直处于烦燥不安、神志恍惚以及昏迷状态。不规则发热，体温波动在 36.5～40℃之间。治疗 1 周无效而死亡。死亡诊断为溶血性贫血伴循环呼吸衰竭。

【操作】

模拟粪便标本 1～5 号的实验室检查。

【讨论】

1. 根据所给 1～5 号病例摘要资料，你认为各患者最有可能感染了何种细菌？引起腹泻的常见细菌有哪些？可选择哪些病原学和免疫学检测方法？

2. 如何通过实验室明确诊断 1～5 号病例？请设计 1～5 号病例标本的实验检测方案，并在小组内介绍肠道感染的细菌学和免疫学检测程序。

3. 你所检查的 1～5 号病例粪便标本鉴定出何种病原？依据是什么？

4. 引起肠道感染的病原还有哪些？如何区别细菌性感染、病毒性感染和寄生虫感染？

5. 病例 6～8 患者所患何病？有哪些诊断线索？应注意和哪些疾病鉴别？

6. 应补充哪些实验室检查以明确诊断 6～8 号病例？请设计可用的实验方法及可能出现

的检查结果。

7. 从上述病例的误诊中，我们应吸取哪些教训?

8. 根据病例 6，做下列选择题（单选或多选）

（1）该患者可能患有

A. 蛲虫病
B. 蛔虫病
C. 十二指肠钩虫病
D. 旋毛虫病
E. 美洲钩虫病

（2）该寄生虫的感染阶段是

A. 感染性蛔虫卵
B. 含旋毛虫幼虫的囊包
C. 感染性钩虫卵
D. 钩虫丝状蚴
E. 钩虫虫卵

（3）本病常用的治疗药物为

A. 甲苯哒唑
B. 阿苯哒唑
C. 左旋咪唑
D. 伊维菌素
E. 甲硝唑

（4）该虫成虫对人体的主要危害是引起

A. 低血色素小红细胞型贫血
B. 全血性贫血
C. 慢性失血
D. 腹泻和异嗜症
E. 消化道出血

（5）该寄生虫的感染方式为

A. 经皮肤感染
B. 经胎盘感染
C. 经口腔或食道黏膜感染
D. 经昆虫刺吸血感染
E. 经输血感染

（6）该病的预防措施是

A. 加强粪便无害化处理
B. 加强个人防护
C. 服用铁剂
D. 改善饮食习惯
E. 治疗患者

（7）与该虫幼虫侵入人体有关的劳作场所是

A. 香蕉园
B. 蔬菜园
C. 甘薯地
D. 水稻田
E. 桑园

（8）感染性幼虫侵入人体后到达寄生部位、发育为成虫所需时间为

A. 5～7 周
B. 1～2 周
C. 3～4 周
D. 6～7 周
E. 8～9 周

9. 填写附表 3、附表 4：

附表 3　人体寄生虫卵比较表

特征 虫种	大小	形状	颜色	卵壳	卵盖	内含物	其他
受精蛔虫卵							
未受精蛔虫卵							
蛲虫卵							
钩虫卵							
鞭虫卵							
肝吸虫卵							
肠吸虫卵							
肺吸虫卵							
血吸虫卵							
带绦虫卵							
短膜壳绦虫卵							

附表 4　寄生虫病原学诊断法及其适用检查的虫种（注虫期）

病原学检查和免疫学检查		线虫					吸虫				绦虫				原虫			
		蛔虫	钩虫	鞭虫	蛲虫	丝虫	血吸虫	肺吸虫	肝吸虫	姜片虫	牛肉绦虫	猪肉绦虫	囊虫	棘球蚴	痢疾阿米巴	贾第虫	疟原虫	利氏曼原虫
（一）粪便检查	1. 生理盐水直接涂片法																	
	2. 碘液涂片法																	
	3. 饱和盐水浮聚法																	
	4. 重力沉淀法																	
	5. 钩蚴培养法																	
	6. 毛蚴孵化法																	
	7. 肉眼检查成虫或节片																	
（二）肛周擦拭物检查																		
（三）胆汁检查																		
（四）痰液检查																		
（五）活组织检查																		
（六）内脏穿刺物检查																		
（七）血液检查																		
免疫学检查	（八）皮内试验																	
	（九）补体结合试验																	
	（十）环卵沉淀试验																	

注：++表示多用，+表示可用，（+）表示少用或查出的机会少。

设计实验二　根据乙型肝炎病例设计实验室诊断方法

Diagnosis Method Design for Case of Hepatitis B

【教学内容】

1. 病例讨论，设计实验室诊断方案。
2. 按实验方案做实验。

【目的与要求】

1. 通过病例分析，认识乙肝病毒感染的临床复杂性，用所学的免疫知识和技术辅助诊断乙肝病毒感染及其并发症，减少临床误诊。
2. 熟悉免疫复合物在疾病中的致病作用及其检测方法。免疫比浊实验的原理、方法和用途。
3. 实验报告总结、分析乙肝病毒感染可采用的免疫学诊断方法并比较各自的优缺点。

【病例摘要】

5 岁男儿，反复全身浮肿 3 个月，发现肝功异常 1 个月。

患儿于 3 月前出现双上眼睑及双下肢浮肿，渐遍及全身。2 月前全身浮肿加重。当地医院查尿蛋白（++++）、RBC 6～7 个/HP（每高倍视野）、WBC 6～7 个/HP。口服激素治疗 4 天全身浮肿明显减轻。因尿蛋白持续异常于 1 个月前到当地儿童医院住院。实验室检查 ALT（谷丙转氨酶）48U/L，HBsAg（+），诊断为慢性乙型病毒性肝炎、乙型肝炎病毒相关性肾炎。经治疗肝功恢复正常，但尿蛋白仍无明显好转而转入 302 医院治疗。入院查体发现肝肿大肋下 2.0cm；脾肋下未及。双下肢中度凹陷性浮肿，阴囊轻度水肿。实验室检查发现低蛋白血症、高血脂、HBsAg（+）。肝组织病理见肝细胞肿胀、气球样变，小叶内散在点灶状坏死，汇管区较多炎细胞浸润伴碎片样坏死，诊断慢性病毒性肝炎。肾组织病理诊断膜性肾病，免疫荧光学检查 HBsAg（+）。

【讨论】

1. HBV 感染可采取哪些实验方法进行诊断？
2. HBV 相关性肾炎与Ⅲ型超敏反应有何关系？可通过何种实验证实？
3. 针对该病例，你认为应进行哪些项目的实验检测？
4. 如果是成年慢性乙型肝炎患者，应该对哪些指标定期复查？
5. HBV 感染后可引起患者免疫功能的哪些改变？
6. 总结可引起肝脏感染的病原生物种类。如何通过实验室检查区别这些病原生物？

【自学】

乙型肝炎病毒相关性肾炎（hepatitis B virus-associated glomerulonephritis，HBV-GN）是指乙型肝炎病毒直接或间接诱发的肾小球肾炎，临床多以蛋白尿、高度浮肿、低蛋白血症等肾病综合征为主要表现，经血清免疫学及肾活检免疫荧光所证实，并除外肝、肾两种独立存在的疾病及系统性红斑狼疮等其他病因引起的肝肾病变。1971 年，国外学者 Combes B 首先在肾小球肾炎的抗原抗体免疫复合物中找到 HBsAg。以后人们注意到，在各型肾炎中，HBsAg（+）检出率远较正常人群为高，第一次提出了乙型肝炎病毒相关性肾炎。此后相继在肾组织中检出 HBcAg、HBeAg 等。据报道，乙型肝炎病毒感染后肾炎的发生率约占肾小球肾炎的10%～65%。我国为 HBV 感染的高发区，因此，HBV－GN 就越发显得重要。

HBV 相关性肾炎的发病机制目前还不清楚，可能的机制有：①循环免疫复合物沉积。在 HBV 带毒状态及慢性肝炎时，持续的 HBV 抗原血症，可形成 HBV 抗原-抗体循环免疫复合物而沉积于肾小球毛细血管袢，进而激活补体，造成免疫损伤。已发现 HBV 相关性肾炎患者常有血清 C3 下降，循环免疫复合物增多等免疫学异常表现。②上皮下原位免疫复合物形成。在 HBV 的三种抗原成分（HBsAg、HBcAg、HBeAg 均带负电荷）中，HBeAg 的相对分子质量较小，所以 HBeAg 可能穿过基膜，与上皮下的带正电荷的 HBe 抗体结合，形成上皮下的免疫复合物。在慢性 HBV 携带状态下，循环中持续存在的抗原或抗体有利于原位免疫复合物的形成。③自体免疫损伤。在慢性 HBV 感染患者体内常可检出多种自身抗体，包括抗 DNA 抗体等。提示 HBV 也有可能通过自身免疫造成肾炎。④病毒直接感染肾脏组织。应用现代分子生物技术，已发现肾脏组织中确有 HBV－DNA 存在。

设计实验三　小鼠感染病原生物及其细胞免疫现象检查

Detection of Cell-Mediated Immunity in Mice Infected Pathogens

【教学内容】

1. 小鼠腹腔接种法。
2. 小鼠体内吞噬细胞功能检查。
3. 小鼠体内淋巴细胞转化实验。
4. 设计病原感染小鼠及其细胞免疫应答现象观察。

【目的与要求】

1. 参考小鼠体内“吞噬细胞功能检测”和“淋巴细胞转化实验”，设计并操作“病原菌感染小鼠及其细胞免疫应答现象的检查”方法。
2. 掌握小鼠腹腔接种法。
3. 掌握瑞氏染色法。
4. 识别细胞的吞噬现象和转化的淋巴细胞，了解细胞免疫功能的检测方法。

【操作】

1. 同学代表报告实验方案。
2. 以病原菌感染小鼠并检测其细胞免疫应答现象。

【材料】

1. 病原菌　①金黄色葡萄球菌悬液；②白假丝酵母菌悬液。
2. 小白鼠。
3. 注射器、解剖器材、瑞氏染液等。

【实验报告】

写出实验流程、实验结果和结果分析。

【自学】

一、小鼠腹腔接种方法（Abdomen Inoculation of Mice）

（一）吸取接种物

用无菌注射器按照无菌操作法吸取比使用量稍多的菌液并将气泡排出（将注射器针头朝上使气泡上升，在针头上裹以消毒棉球，轻轻将气泡推出）。

（二）小鼠抓握法（图设 3-1）

右手指捏住小白鼠尾将其提出笼外，使其爬行于粗糙面上，并向后轻拽鼠尾（一直不要松开）；同时以左手拇指和食指自小鼠头部向后捏紧小鼠耳颈部两侧皮肤；翻腕使小鼠腹面朝上，以无名指压住鼠左后肢、小指压住鼠尾于左手掌上，松开右手。

（三）腹腔注射

使小白鼠头部略向下垂，右手用镊子夹取碘酒棉球消毒小鼠左下腹皮肤，持已吸好菌液的注射器，由腹股沟处皮下刺穿皮肤，再沿腹壁下部刺入。回抽注射器，如无回血或尿液即可进行注射。注射完毕退出针头，用酒精棉球消毒注射部位，将小白鼠标记后放回鼠笼。

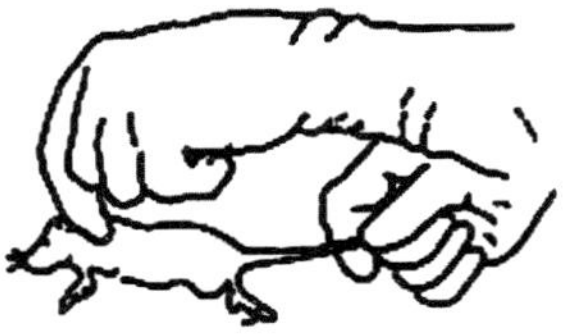

图设 3-1 小鼠抓握法（采自刘水平图）

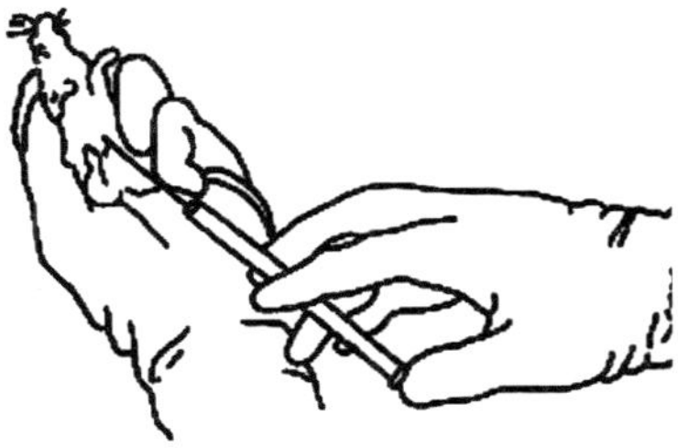

图设 3-2 小鼠腹腔接种法（采自刘水平图）

二、小鼠细胞免疫功能检测（Assay of the Functions of Cellular Immunity）

正常的细胞免疫功能依赖免疫细胞的数量和功能正常。执行固有免疫（innate immunity）功能的巨噬细胞（macrophage）和执行适应性免疫（adapted immunity）功能的 T 淋巴细胞是参与细胞免疫的重要免疫细胞。本实验着重检测巨噬细胞对异物的吞噬功能以及 T 淋巴细胞在抗原（antigen）刺激下的转化功能。

（一）小鼠体内吞噬细胞吞噬功能检测（Assay of the Phagocytosis in vivo of Mice）

本实验用鸡红细胞作为异物注射小鼠腹腔，镜检其腹腔渗出液，可观察巨噬细胞对鸡红细胞的吞噬现象；通过计算吞噬百分率或吞噬指数可测定小鼠体内吞噬细胞的吞噬功能。

[材料]

1. 小白鼠（体重 20g 左右）；
2. 金黄色葡萄球菌悬液（菌数 3～5 亿/ml）、2%鸡红细胞悬液；
3. 解剖器材、无菌注射器、尖吸管、橡皮吸头、小试管、载玻片、瑞氏染液、PBS 等。

[方法]

1. 初始免疫　用无菌注射器吸取金黄色葡萄球菌悬液 0.6ml 注射于小鼠腹腔内，将注射鼠标记后置鼠笼内，室温饲养 48h。

2. 腹腔注射鸡红细胞　给初始免疫小鼠腹腔内注射 2%鸡红细胞悬液 1ml，等待

15～30min。

3. 取小鼠腹腔液　颈椎脱臼处死小鼠，解剖暴露腹腔，用镊子轻轻夹起腹膜，剪一小口，用尖吸管注入少量预温的PBS，以便尽可能多地冲洗出小鼠腹腔的吞噬细胞。

4. 腹腔液推片　用尖吸管吸取腹腔液（注意避开腹腔脏器），滴于载玻片上，推片（参见实验26疟原虫薄血膜推片方法），自然干燥。

5. 瑞氏染色　在干燥后的腹腔液推片上滴加瑞氏染液数滴覆盖涂片；30s后滴加等量蒸馏水（切勿先将染液倾去）。静置10～15min，流水冲洗，吸水纸吸干，置油镜头下镜检。

[结果观察]

镜下可见小鼠腹腔巨噬细胞核呈马蹄形，着色较深；胞浆着色浅淡。部分巨噬细胞的胞浆内可见到被吞噬的1个或多个有核鸡红细胞。可按下列公式计算吞噬百分率或吞噬指数。吞噬百分率和吞噬指数一般是平行的。人类吞噬细胞的吞噬百分率正常值约50%～70%。

吞噬百分率＝吞有鸡红细胞的巨噬细胞/100个巨噬细胞×100%

吞噬指数＝100个吞噬细胞中所吞噬鸡红细胞的总数/100

（二）小鼠体内淋巴细胞转化实验（T Lymphocytes Transformation Test）

淋巴细胞在体外培养时，受到非特异性有丝分裂原（如PHA、ConA）刺激后，可出现T细胞体积增大，代谢旺盛，蛋白和核酸合成增加，即向淋巴母细胞转化。淋巴细胞转化率的高低可以反映机体的细胞免疫水平，因此可作为测定机体细胞免疫功能的指标之一。本试验用植物血凝素（PHA）刺激T淋巴细胞，使其转化为幼稚的淋巴母细胞，并进行有丝分裂。

[材料]

1. 小白鼠（体重20g左右）；

2. 植物血凝素（PHA）；

3. 无菌注射器、载玻片、剪刀、瑞氏染液等。

[方法]

1. 腹腔注射PHA　给小鼠腹腔注射0.2ml　PHA（含PHA约300μg）。

2. 取血推片　48～72h后，剪小鼠尾末梢，滴1～2滴血在载玻片一端，推片，自然干燥。

3. 瑞氏染色、镜检　参见“吞噬细胞吞噬功能检测”，油镜头观察结果。

[结果]

注意观察片尾。转化的淋巴母细胞体积增大、胞浆丰富、核质疏松，易于识别。计数100个淋巴细胞，根据淋巴细胞转化的形态学指标（表设3-1），计算淋巴细胞转化百分率。正常人外周血T淋巴细胞转化率约60%～70%。

转化率%＝转化淋巴细胞数/（转化淋巴细胞数＋未转化淋巴细胞数）×100%

【思考与讨论】

1. 病原菌感染小鼠可引起小鼠哪些免疫应答？如何检测小鼠的免疫反应？用所给材料设计病原菌感染小鼠及小鼠细胞免疫应答的检测方法，并由学生代表介绍实验方案。

2. 人体T淋巴细胞的功能和数量的检测可用哪些实验方法？

3. T淋巴细胞功能降低或数量减少可见于哪些免疫性或感染性疾病？

4. 吞噬细胞包括哪些细胞？巨噬细胞承担哪些免疫功能？

5. 淋巴细胞在哪些情况下会发生转化？转化的淋巴细胞有何形态特征？

6. 人体淋巴细胞转化率在何种情况下会降低？

表设 3-1　转化的淋巴细胞形态学指标

形态特征		转化淋巴细胞		未转化淋巴细胞
		转化的母细胞	过渡型	
细胞直径（mm）		12～20	12～16	6～8
胞核	大小	增大	增大	不增大
	染色质	疏松呈网状	疏松	密集
	核仁	清晰可见 1～3 个	有或无	无
	有丝分裂	有或无	无	无
胞浆	增多	有	有	极少
	着色	嗜碱性，核周围有淡染区	嗜碱性，核周围有淡染区	天青色
	空泡	有或无	有或无	无
	伪足	常可见	有或无	无

设计实验四　小鼠抗体形成细胞的检查

Assays for Antibody Forming Cells in Mice

【教学内容】

1. 直接免疫荧光法检测 B 细胞膜表面免疫球蛋白（SmIg）。
2. 补体参与的溶血反应。
3. 空斑形成细胞检测法。
4. 设计并操作小鼠抗体形成细胞的诱导和检测。

【目的与要求】

1. 根据所给实验材料，参考“病原菌感染小鼠及其细胞免疫功能的检测”、“直接荧光法检测 B 淋巴细胞 SmIg”和“补体参与的溶血反应”等实验方法，设计抗体形成细胞的诱导和检测方法，并以 PPT 文件报告实验设计方法。

2. 掌握小鼠脾细胞悬液制备法。

【操作】

1. 同学代表报告实验设计方法。
2. 小鼠抗体形成细胞的诱导和检测。

【材料】

1. 小白鼠（体重 20g 左右）；
2. 5%和 10%羊红细胞（sheep red blood cell，SRBC）悬液、1640 液；
3. 补体（经 SRBC 吸收，临用时稀释成合适浓度）；
4. 解剖器械（眼科剪、眼科镊）、钢网、玻璃注射器芯、试管、1ml 吸量管、载玻片、石蜡盘、微量加样器等。

【自学】

一、直接免疫荧光法检测 B 细胞膜表面免疫球蛋白（SmIg）（Direct Immunofluorescent Assay of B-lymphocyte Surface Membrane Immunoglobulin）

正常的体液免疫功能主要依赖体内有足够的 B 淋巴细胞数量并且具有正常的抗体生成功能。检测 B 淋巴细胞数量可用免疫荧光法测定 B 淋巴细胞表面的免疫球蛋白；检测 B 淋巴细胞产生抗体的功能和数量可采用空斑形成细胞（plague forming cell，PFC）检测法。

SmIg 是 B 细胞的抗原识别受体，也是 B 细胞表面的特异标志。用荧光素标记的 Ig 抗体与 B 细胞表面的 Ig 结合，在荧光显微镜下观察可见 B 细胞膜上出现荧光。此即直接免疫荧光法检查 SmIg 鉴定 B 淋巴细胞。

［材料］

1. 小白鼠（体重 20g 左右）；

2. 异硫氰酸荧光素（FITC）标记的兔抗鼠 Ig 抗体；

3. Hank's 液：pH7.4（内含 0.1%NaN_3）；

4. 解剖器械（眼科剪、眼科镊）、平皿、80～100 目不锈钢网、试管、离心管、1ml 吸量管、尖吸管、载玻片、盖玻片等；

5. 台式离心机、荧光显微镜。

［方法］

1. 脾细胞悬液制备　颈椎脱臼法处死小鼠，解剖取出脾脏放入盛有 6ml Hank's 液的平皿中，在 100 目钢网上用玻璃注射器芯研磨，过筛混匀，从中吸取 1ml 放入试管中，加满 Hank's 液，离心 1000r/min，10min，倾去上清。同法洗涤细胞一遍。沉积细胞加 Hank's 液恢复 1ml 容积，即为约 1×10^7/ml 的细胞悬液。另取 1 支试管，吸取 1×10^7/ml 的细胞悬液 0.4ml 加 Hank's 液 3.6ml，即为 1×10^6/ml 的细胞悬液（图设 4－1～4）。

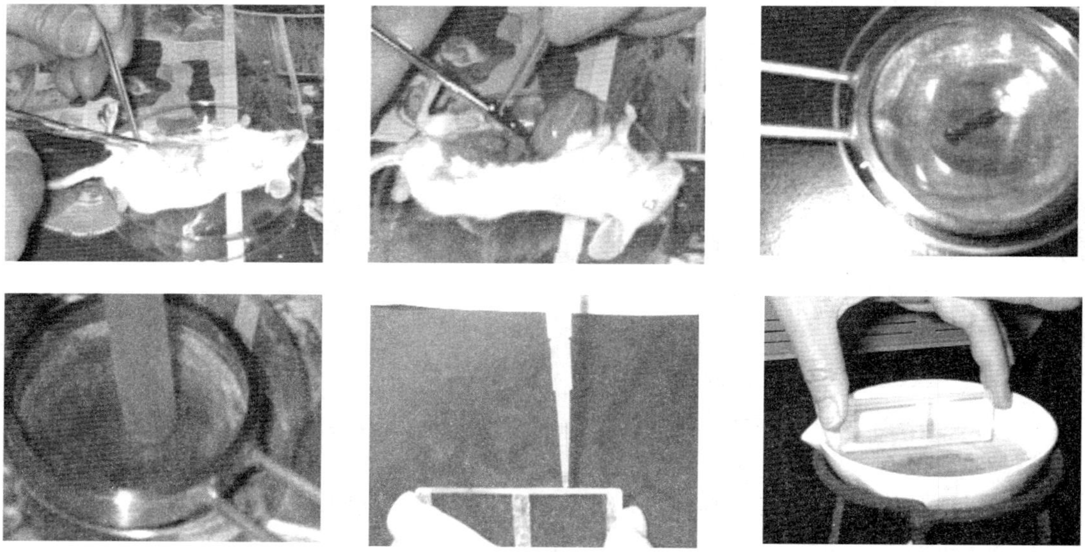

图设 4　1. 解剖小鼠 2. 取小鼠脾脏 3. 将小鼠脾脏放在钢网上
4. 用注射器芯研磨脾细胞 5. 灌注玻片小室 6. 蜡封玻片

2. 加荧光抗体　取2只2ml离心管，各加入1×10^6/ml的细胞悬液1ml，离心2000r/min，3min，倾去上清。1支加荧光素标记的兔抗鼠Ig抗体100μl；另1支不加抗体作对照。置4℃冰箱30min。

3. 镜检　取出离心管，用Hank's液洗涤细胞2次，去除游离抗体。最后一次离心后弃去上清液，留少许回流液，混匀，滴片，用荧光显微镜观察。

注意：在滴片前要彻底去除游离抗体，以避免假阳性结果。

[结果]

在荧光显微镜的落射激发光下，SmIg阳性细胞可见环状或斑点状荧光。用钨丝灯光源透射光照明计数同一视野内淋巴细胞总数，共计数200～300个淋巴细胞，算出其中SmIg阳性细胞的百分数。

二、补体参与的溶血反应（Hemolytic Reaction of Complement）

抗绵羊红细胞（sheep erythrocytes，SRBC）的抗体（溶血素hemolysin）与SRBC的表面抗原相遇，两者结合形成SRBC-溶血素复合物（即免疫复合物IC），可激活补体（complement），导致SRBC溶解。此法可检测红细胞的各种抗原或相应抗体，也可作为补体结合反应中的指示系统，用于各种抗原或抗体的检测。

[材料]

1. 1%SRBC悬液、溶血素、补体、生理盐水。

2. 小试管、吸管、试管架、多孔反应板等。

[方法]

取反应板一个，标记孔号，按下表加入各种物质：

孔　号	实验孔（1）	溶血素对照（2）	补体对照（3）	SRBC对照（4）
1%SRBC悬液（ml）	0.25	0.25	0.25	0.25
2单位溶血素（ml）	0.25	0.25	—	—
2单位补体（ml）	0.25	—	0.25	—
生理盐水（ml）	—	0.25	0.25	0.50
两块板互相轻碰，混匀，置37℃温箱，30min，观察结果				
结果	溶血	不溶	不溶	不溶

[结果]

1. 溶血　孔内溶液变透明澄清，以“+”表示。

2. 不溶血　孔内仍为混浊的红细胞悬液，以“−”表示。

三、空斑形成细胞检测法（Plague Forming Cells Assay，PFC Assay）

将羊红细胞注入小鼠腹腔。4天后杀死小鼠，取鼠脾制成脾细胞悬液，其内即含抗体分泌细胞，可产生针对羊红细胞的抗体。将脾细胞、羊红细胞、补体混合孵育。由于抗体分泌细胞产生的抗体与羊红细胞结合后激活补体，导致羊红细胞溶解，于特制的玻片小室内形成肉眼可见的溶血空斑。因此，抗体分泌细胞即是PFC，1个空斑即代表一个抗体分泌细胞。

【操作提示】

1. 玻片小室制作方法　取2张无脂载玻片。用双面胶带在1张载玻片的两端和中间各粘1条，再覆盖上另1张载玻片，即形成两个玻片小室。将此双层玻片的一侧长边边缘浸入融化的石蜡中以封闭小室的一侧（无须浸入过深，以能封闭小室边缘为准）。另1侧留待灌注细胞悬液后再以蜡封闭（图设4-5、6）。

2. 小室灌注液配制　每组取1支试管，加入下列物质：

(1) 1×10^7/ml的脾细胞悬液0.1ml；

(2) 10%SRBC 0.2ml；

(3) 新配补体0.2ml；

(4) 1640液1ml。

将各液混匀，用尖吸管灌注小室至满，避免留有气泡。封蜡并标记（图设4-5、6）。

3. 孵育　将玻片小室平放于瓷盘内，置温箱，37℃孵育30～45min。

[结果]

肉眼观察小室内的圆形透明空斑（注意辨别空斑与气泡）。1个空斑即代表1个抗体分泌细胞，即PFC。

【思考与讨论】

1. 本实验用何种抗原、通过何种途径免疫小鼠？

2. 如何检测、证实小鼠对该抗原产生了特异性体液免疫？

3. 溶血空斑形成细胞属于何种细胞？怎样诱导产生溶血空斑形成细胞？该试验的影响因素有哪些？

附录

附录1　常用染色液和染色方法

【抗酸染液】

1. 石炭酸复红（初染液）　碱性复红乙醇饱和液（碱性复红4g溶于95%乙醇100ml）10ml，5%石炭酸水溶液90ml，两液混匀即成。

2. 3%盐酸酒精（脱色液）　浓盐酸3ml，95%乙醇97ml，两液混合即成。

3. 碱性美蓝溶液（复染液）　美蓝酒精饱和液（美蓝2g溶于95%乙醇100ml）30ml，10%氢氧化钾0.1ml，加入蒸馏水100ml即成。

【革兰染液】

1. 结晶紫染液（初染液）　结晶紫酒精饱和液（结晶紫4～8g溶于95%酒精100ml）20ml，1%草酸铵水溶液80ml，两液混合，置24h后过滤备用。

2. Lugol碘液（媒染液）　先将碘化钾2g溶于约2ml蒸馏水中，再加碘片1g，振摇溶解，最后加蒸馏水至300ml。装于磨口棕色滴瓶中备用，如变为浅黄色即不能使用。

3. 95%乙醇（脱色液）。

4. 稀释复红染液（复染液）　碱性复红乙醇饱和液（见抗酸染液配制）10ml加蒸馏水90ml混匀即成。

【瑞氏染液】

瑞氏染粉	0.1g
甲醇	60ml

将瑞氏染料0.1g放入洁净的乳钵中研细，加入用量1/5的甲醇再研，待染料全部溶解后，倒入棕色瓶内，然后用其余的甲醇将乳钵中染料逐一洗入瓶内保存，并加入中性甘油3ml，防止染色时甲醇蒸发过快，同时可使细胞染色较清晰。将配好的染液置棕色瓶中密封，经常摇动，一周后才可用。

【姬姆萨染液】

1. 原液　姬姆萨染料0.5g，中性甘油33ml，甲醇33ml。先将姬姆萨染料置清洁研钵中，加甘油后，研磨片刻，倒入棕色瓶内。55～60℃水浴2h，再加入甲醇摇匀，保存备用。

2. 应用液　使用时，用pH6.8的缓冲液或蒸馏水8份，加姬姆萨染液原液1份，即成应用液。

【真菌乳酸酚棉蓝染液】

石炭酸（结晶品）	20g	甘油	40ml
乳酸	20ml	棉蓝	0.05g
蒸馏水	20ml		

将石炭酸、乳酸、甘油溶解于蒸馏水中（可微加热），再加入棉蓝，摇匀，过滤。

【鞭毛染色法】（魏曦—张颖悟法）

1. 染色液配制

甲液：明矾饱和液 2ml，5%石炭酸 5ml，20%鞣酸 2ml，混合后备用。

乙液：碱性复红或龙胆紫酒精饱和液。

使用前，将甲液 9 份、乙液 1 份混合后过滤，过滤后以第三天使用最佳。

2. 染色方法

（1）染色结果优劣和涂片过程有密切关系。将变形杆菌按日转种 7 次于肉汤管中，再接种于含有 2ml 蒸馏水的普通琼脂斜面培养基中。接种时，以无菌接种环取菌液至琼脂斜面下部与液体交界部分，再自下向上划线。37℃孵育 7～16h。

（2）用无菌接种环自培养好的斜面与液体交界处取出一环菌液，轻轻放在盛有 3～4ml 蒸馏水的小碟表面，令菌自由分散，浮在菌液表面，温箱内静置 4～5min。

（3）用接种环从上述液面轻轻挑取一环菌液，放在洁净无油的玻片上，切勿研磨或振动，置 37℃孵育箱内让其自干，不能火焰固定。

（4）滴加染液 0.5～1min（时间越长，鞭毛越粗）轻轻水洗，干后以油镜检查。

3. 结果菌体及鞭毛呈红色或紫色。

【荚膜染色法】

1. 染色液的配置　①鞭毛染色液；②碱性美蓝染液

2. 染色方法

（1）取注射肺炎链球菌致死的小白鼠腹腔液涂片，在空气中干燥，不能加热固定。

（2）用鞭毛染色液染 1min。

（3）用水轻轻冲洗后用碱性美蓝液复染 5min。

（4）用水轻轻冲洗，待干，镜检。

3. 结果菌体呈红色，荚膜呈蓝色。

【芽胞染色法】

1. 染液（石炭酸复红液、碱性美蓝液、95%酒精）。

2. 方法

（1）将破伤风梭菌血琼脂培养 3～5 天培养物涂片，干燥，经热固定。

（2）滴加石炭酸复红液于涂片上，并于酒精灯火焰上微加热，使染液冒蒸气但无沸腾即可。染色约 5min，冷却后水洗；用 95%酒精脱色 2min，水洗；碱性美蓝染色 0.5min，水洗。干后镜检。

3. 结果　芽胞呈红色，菌体呈蓝色。

【台盼蓝（锥蓝）细胞染色法】

1. 染色液的配制　4%台盼蓝母液：称取 4g 台盼蓝，加少量蒸馏水研磨，加双蒸水至 100ml，用滤纸过滤，4℃保存。使用时，用 pH7.3 磷酸盐缓冲液稀释至 0.4%。

2. 染色方法

（1）制备单个细胞悬液，并做适当稀释（10^6细胞/ml）。

（2）染色：取 9 滴细胞悬液移入小试管中，加 1 滴 0.4%台盼蓝溶液，混匀。

（3）计数：在 3min 内，用血细胞计数板分别计数活细胞和死细胞。

3. 结果观察：镜下观察，死细胞被染成浅蓝色，而活细胞拒染。

根据下式求细胞活力：

$$活细胞率（\%）=\frac{活细胞总数}{活细胞总数+死细胞总数}\times 100$$

注意事项：用台盼蓝染细胞时，时间不易过长，否则，部分活细胞也会着色，从而干扰细胞计数。

【异染颗粒染色法】

1. 染色液配置

（1）奈瑟（Neisser）染色液的配置

甲液：美蓝 100mg 溶于无水酒精 5ml 后，加冰醋酸 5ml，蒸馏水 100ml，充分混合溶解，室温静置 24h，过滤。

乙液：俾斯麦褐 1g 溶于 10ml 无水酒精后，加蒸馏水至 500ml，混合溶解，过滤。

（2）阿伯特（Albert）染色液的配置

甲液；甲苯胺蓝 0.15g，孔雀绿 0.2g，溶解于 95%酒精 2ml 中，再加入蒸馏水 100ml 及冰醋酸 1ml，放 24h 后用滤纸过滤。

乙液：先将碘化钾 3g 溶于蒸馏水 10ml 中，再加碘 2g，待溶解后加蒸馏水至 300ml。

2. 染色方法　将已固定的白喉棒状杆菌涂片加甲液染色 3～5min，水洗后再加乙液染色 1min。水洗，待干后镜检。

3. 结果　奈瑟染色法白喉棒状杆菌菌体呈黄褐色，异染颗粒呈蓝黑色；阿伯特染色法菌体呈蓝绿色，异染颗粒呈蓝黑色。

【螺旋体镀银染色法】

1. 染色液的配置

（1）罗吉氏固定液　冰醋酸 1ml，4%甲醛溶液 2ml，蒸馏水 100ml。

（2）鞣酸媒染液　鞣酸 5g，石炭酸 1g，蒸馏水 100ml。

（3）冯泰纳氏银溶液　硝酸银 5g，蒸馏水 100ml。

临用前取银溶液 20ml，逐滴加入 10%氨液，至所产生的棕色沉淀物经摇动溶解为乳白色为止。如果溶液完全澄清，可再加入硝酸银液数滴，直至溶液摇匀后显示乳白色轻度浑浊为止。

2. 染色方法

（1）标本涂片宜薄，自然干燥（不用火焰固定）。

（2）滴加固定液，作用 1～2 分钟后倾去。

（3）用无水乙醇洗涤。

（4）滴加媒染液 2～3 滴，加温至发生蒸气，约染 2min，水洗。

（5）滴加经氨液处理的银溶液，轻微加热至产生蒸气，约染 2min。水洗，待干。用加拿大树胶封片（如不加盖玻片，香柏油可使螺旋体脱色），镜检。

3. 结果　螺旋体染成黄褐色，背景为淡黄色。

【新型隐球菌墨汁染色法（负染色法）】

1. 染色液的配置　墨汁（印度墨汁）或 2%刚果红水溶液。

2. 染色方法　取盐水 1 滴置洁净的玻片上，再加新型隐球菌培养物一接种环，然后滴加墨汁 1 滴混合并加盖玻片，镜检（及时镜检，勿干）。

3. 结果　菌体无色发亮，外围有一发亮的厚荚膜，背景为黑色或红色（刚果红染色）。

附录 2　常用液体配制方法

【清洁液的配置】

重铬酸钾（$K_2Cr_3O_7$）　　100g

蒸馏水　　1000ml

浓硫酸（粗）　　200ml

先将重铬酸钾与蒸馏水置塑料桶中搅拌溶化，置桶于冷水中，慢慢加入浓硫酸，并不断搅拌。此液可使用多次，至颜色变暗绿时，即失去清洁能力，不能再使用。

【缓冲液的配制】

1. 0.1mol/L 磷酸缓冲液　甲液：0.2mol/L NaH_2PO_4溶液（NaH_2PO_4 27.8g，蒸馏水1000ml）。乙液：0.2mol/L Na_2HPO_4溶液（Na_2HPO_4 53.65g，蒸馏水 1000ml）。使用时取甲液 Xml，加乙液 Yml 稀释到 200ml，即成不同 pH 值的缓冲液。

X	Y	pH 值
39.0	61.0	7.0
28.0	72.0	7.2
19.0	81.0	7.4
13.0	87.0	7.6
8.5	91.5	7.8
5.3	94.7	8.0

2. 0.01mol/L 不同 pH PBS 缓冲液　按 Na_2HPO_4及 NaH_2PO_4的分子量各配成 0.2mol/L 储备液，再按比例配成 0.2mol/L 磷酸缓冲液，工作液即以 0.85% NaCl 溶液缓冲液稀释 20 倍即成。

0.2mol/L Na_2HPO_4（ml）	0.2mol/L NaH_2PO_4（ml）	pH 值
8.0	92.0	5.8
12.3	87.7	6.0
18.5	81.5	6.2
26.5	73.5	6.4
37.5	62.5	6.6
49.0	51.0	6.8
61.0	39.0	7.0
72.0	28.0	7.2
81.0	19.0	7.4
87.0	13.0	7.6
91.5	8.5	7.8
94.7	5.3	8.0

$Na_2HPO_4 . 2H_2O$　相对分子质量＝178.05　0.2mol/L 溶液含 35.61g/L。

$Na_2HPO_4 . 12H_2O$　相对分子质量＝358.22　0.2mol/L 溶液含 71.64g/L。

$NaH_2PO_4 . H_2O$　相对分子质量＝138.01　0.2mol/L 溶液含 27.6g/L。

$NaH_2PO_4 \cdot 2H_2O$　相对分子质量＝156.03　0.2mol/L 溶液含 31.21g/L。

3. 0.05mol/L Tris 缓冲液　甲液：0.2mol/L Tris 液（Tris 24.2g，蒸馏水 1000ml）。乙液：0.2mol/L NaCl。取甲液 50ml 加乙液 Yml 稀释至 200ml 即成不同 pH 值的 Tris 缓冲液。

X	Y	pH 值
50	44.2	7.2
50	41.4	7.4
50	38.4	7.6
50	32.5	7.8
50	26.8	8.0
50	21.9	8.2
50	16.5	8.4
50	12.2	8.6
50	8.1	8.8
50	50	9.0

【酶联免疫吸附试验（简称 ELISA）常用液】

1. 包被缓冲液 pH 9.6 0.05mol/L $NaCO_3$－$NaHCO_3$ 缓冲液。$NaHCO_3$ 0.29g，$NaCO_3$ 0.16，NaN_3 0.02g，蒸馏水 100ml，4℃保存，两周内使用。

2. 稀释缓冲液 pH 7.4 0.05mol/L PBS－Tween－20。NaCl 8g，KH_2PO_4 0.2g，KCl 0.2g，$Na_2HPO_4 \cdot 2H_2O$ 2.0g，NaN_3 0.2g，蒸馏水 1000ml，最后加 Tween－20 0.5ml，4℃保存，使用前加小牛血清至 10%浓度。

3. 洗涤液 pH 7.4 0.02mol/L Tris－HCl－Tween－20。Tris 2.42g，Tween－20 0.5ml，蒸馏水 1000ml，需当日配置。

4. 基质液 pH 5.0 磷酸盐-柠檬酸缓冲液。柠檬酸 0.52g，Na_2HPO_4 1.8g，蒸馏水 100ml。平时配好备用，临用前加入邻苯二胺 40mg，30% H_2O_2 0.15ml，避光保存。

5. 终止液 2～4mol/L H_2SO_4。

【抗凝剂、红细胞保存冻存液的配制】

1. 3.8% 枸橼酸钠抗凝剂　枸橼酸钠 3.8g，蒸馏水 100ml，混合摇匀，定量分装，高压后备用。

2. 1% 肝素（Heparin）　肝素 1g，蒸馏水 100ml，混合摇匀，每管分装 0.2ml，经 100℃烘干，抗凝量为 10～15ml。市售肝素多为钠盐溶液，每毫升含肝素 12500 国际单位，相当于 125mg。肝素粉按 1%水溶液配制。

3. 爱（Alsever）氏血球保存液　葡萄糖 2.05g，枸橼酸钠 0.8g，NaCl 0.42g，蒸馏水 100ml，滤纸过滤，分装小瓶，置 8 磅 20min 灭菌后备用。

【培养基制作常用指示剂】

1. 1.6% 溴甲酚紫酒精溶液　溴甲酚紫（bromcresol purple）1.6g 置乳钵中，加入少许 95%酒精，研磨使其全溶，然后用 95%酒精洗入量筒中，加到 100ml 止，盛入棕色严密玻塞瓶中备用。

2. 0.5%溴麝香草酚蓝酒精溶液　溴麝香草酚蓝（bromthymol blue）0.5g，置玛瑙钵中，加入95%酒精少许，研磨使其全溶，然后用95%酒精洗入量筒中，加到100ml，盛入棕色严密玻璃瓶中备用。

3. 1%中性红溶液　中性红（neutral red）1g，置玛瑙钵中，加入95%酒精少许，使其全溶，然后用95%酒精洗入量筒中，加到70ml刻度，最后加蒸馏水至100ml，混匀，盛入棕色严密玻璃瓶中备用。

4. 0.5%酚红水溶液　酚红（phenol red）0.5g，置玛瑙钵中磨匀，边磨边加入0.01mol/L NaOH 12ml，使其全溶，加双蒸水至100ml，充分混匀，15磅15min灭菌后分装保存，可用一个月。

5. 0.02%酚红水溶液　酚红0.1g，置玛瑙钵中，加入95%酒精少许使其全溶，然后用95%酒精洗入500ml量筒中，加95%酒精至300ml刻度，最后用蒸馏水加至500ml，混匀，盛入棕色严密玻璃瓶中备用。

6. 0.5%美蓝水溶液　美蓝（methylene blue）0.5g，蒸馏水100ml，使其自溶即可。

7. 0.2%甲基红水溶液　甲基红（methyl red）1g，置玛瑙钵中，加入95%酒精少许使其全溶，然后用95%洗入量筒中，加95%酒精至300ml刻度，最后加蒸馏水至500ml，混匀，盛入棕色严密玻璃瓶中备用。

常用指示剂的变色范围和pH值范围

指示剂名称	变色范围	pH值范围
溴麝香草酚蓝	黄→蓝	6.0→7.6
溴酚蓝	黄→蓝	3.0→4.6
甲基红	红→黄	4.4→6.2
溴甲酚紫	黄→紫	5.2→6.8
中性红	红→黄	6.8→8.0
酚红	黄→红	6.8→8.4
中国蓝	蓝→红	6.0→8.0

附录3 细菌培养常用培养基

【肉汤培养基】

成分：新鲜绞碎瘦牛肉 500g
蛋白胨 10g
NaCl 5g
蒸馏水 1000ml

制法：将新鲜牛肉去除脂肪、筋膜、切成小块，用绞肉机绞碎。称取绞碎后的牛肉500g置容器内，加水1000ml，4℃冰箱过夜。次日取出，除去表面的浮油，煮沸30min，过夜。次日取出，弃肉渣，将肉渣中液体尽量挤尽，用蒸馏水补足至1000ml。按1000ml肉汁中加蛋白质10g，NaCl 5g，搅拌加热至完全溶解。待冷至40～50℃时，调pH至7.8，煮沸10min，补足水分，过滤、分装于试管中，塞好棉塞，高压蒸气灭菌。

【血清肉汤培养基】

成分：血清（无菌），肉汤（适量）。

制法：1. 将肉汤分装试管，每管3ml，灭菌。
2. 无菌操作于每管肉汤中加入无菌血清0.5～1ml备用。

用途：用于培养乙型溶血性链球菌。

【普通琼脂培养基】

成分：琼脂 2～3g
肉汤培养基 100ml

制法：取以上制备好的肉汤培养基100ml，置于三角瓶中，加2～3g琼脂，加热溶解，趁热调pH至7.4～7.6，高压蒸气灭菌。将灭菌后冷却至60℃的培养基倒入平皿中，凝固后即成普通琼脂平板。若倒入试管中斜置，凝固后即成普通斜面培养基。

【半固体培养基】

成分：琼脂 0.25～0.5g
肉汤培养基 100ml

制法：加0.25～0.5g琼脂于100ml肉汤中，加热融化，调pH至7.6～7.8，分装于小试管中，高压蒸气灭菌，灭菌后直立试管，凝固后即成半固体培养基。

【沙氏培养基】

成分：葡萄糖（或麦芽糖） 4g
蛋白胨 1g
琼脂 1.8g
蒸馏水 100ml

制法：1. 将以上成分混合，加热溶解，分装试管。
2. 经8磅20min高压蒸气灭菌后，制成斜面。

用途：真菌培养，菌种保存等。菌种保存时将葡萄糖量减至1%～2%。

【克氏双糖铁琼脂管】

成分：蛋白胨 20g

牛肉膏	5g
乳糖	10g
葡萄糖	2g
氯化钠	5g
硫酸亚铁铵	0.2g
硫代硫酸钠	0.3g
琼脂	12g
蒸馏水	1000ml

制法：将各成分（除外琼脂）溶于蒸馏水中，校正 pH 值至 7.4。加入琼脂煮沸使其溶化；加入 0.4%酚红水溶液 12ml，摇匀，分装试管，121℃高压灭菌 15min，趁热放置高层斜面备用。

也可采用商品化克氏双糖铁琼脂粉，称取 55g，加入 1L 蒸馏水中煮沸溶解后，分装试管，灭菌备用。

【伊红美蓝琼脂平板】

成分：蛋白胨	10g
乳糖	10g
NaCl	5g
2%伊红水溶液	20ml
0.5%美蓝水溶液	10ml
琼脂	20g
蒸馏水	1000ml

制法：将蛋白质、NaCl 加入水中，加热溶解，调 pH 至 7.4。加入琼脂煮沸溶解后高压。待冷至 60℃时，以无菌技术加入伊红、美蓝及乳糖，摇匀后立刻倾注于灭菌平皿中，凝固后经无菌实验后备用。

【血琼脂平板】

成分：普通琼脂培养基	100ml
无菌脱纤维羊血	10ml

制法：将灭菌的普通琼脂培养基融化冷却至 45～50℃后，无菌加入脱纤维羊血，摇匀，立即倾注平板，待凝固备用。

【牛乳培养基】

成分：脱脂牛乳	40ml
1.6%溴甲酚紫溶液	0.4ml

制法：上述成分混合后，分装试管，高压灭菌 115℃15min（或间歇灭菌）。

【庖肉培养基】

成分：牛肉渣，牛肉浸液。

制法：将制备牛肉浸液时剩下经处理的肉渣装于小试管中，然后加入牛肉浸液，经 15 磅高压蒸气灭菌 20min，备用。

【罗氏培养基】

成分：磷酸二氢钾	0.96g

硫酸镁	0.048g
枸橼酸镁	0.12g
天门冬素	0.72g
中性甘油	2.4ml
蒸馏水	120ml
马铃薯粉	6.0g
新鲜鸡蛋	6～8只（约200ml）
1%孔雀绿	8ml

制法：将上述各成分（除外鸡蛋与孔雀绿）混合，置水浴中加热溶解，并不断搅动，使成糊状，待冷至65℃左右，加入鸡蛋液及孔雀绿水溶液，混合，分装无菌试管，每管约5～6ml，塞橡皮塞。置血清凝固器内制成斜面，连续三次间歇灭菌，作无菌实验后冷藏备用。

附录4　常用病原生物与免疫学中英文词汇

A

Acari　蜱螨亚纲
acetabulum　腹吸盘
acid-fast stain　抗酸染色
Actinomyces　放线菌属
Adenovirus　腺病毒
adult　成虫
Aedes albopictus　白纹伊蚊
aerial hypha　气生菌丝
aerial mycelium　气生菌丝体
agar　琼脂
agglutination　凝集反应
albuminous coat　蛋白质膜
alkaline phosphatase，AP　碱性磷酸酶
allergen　变应原
alpha-fetal protein，AFP　甲胎蛋白
amastigote　无鞭毛体
Amoeba　阿米巴
anaerobe　厌氧菌
Ancylostoma duodenale　十二指肠钩口线虫
Anopheles minimus　微小按蚊
Anopheles sinensis　中华按蚊
antibody，Ab　抗体
antigen，Ag　抗原
antigenic determinant　抗原决定基
antistreptolysin O，ASO　抗链球菌溶血素“O”
antitoxin　抗毒素
apoptosis　细胞凋亡
Arachnida　蛛形纲
Ascaris lumbricoides　似蚓蛔线虫
asepsis　无菌
autoclave　高压蒸气灭菌器
autolysin　自溶酶
autoantigen　自身抗原
autoimmune disease　自身免疫性疾病
avidin　亲和素
axostyle　轴柱

B

B cell receptor，BCR　B细胞受体
Bacillus　杆菌
Bacillus anthracis　炭疽杆菌
bacteriophage，phage　噬菌体
bacteriostasis　抑菌
bacterium (pl. bacteria)　细菌
Balantidium coli　结肠小袋纤毛虫
basic medium　基础培养基
basophil　嗜碱性粒细胞
bed bugs　臭虫
bioaerosol　生物气溶胶
bio-agents　生物因子
bio-hazard　生物危害
biological safety cabinets，BSCs　生物安全柜
bio-risk　生物危险
bio-safety containment　生物安全防护
bio-safety containment for laboratories　生物安全防护实验室
Bio-safety in Microbiological and Biomedical Laboratories，BMBL　微生物和生物医学实验室的生物安全
bio-safety level，BSL　生物安全水平
biotin　生物素
biotin-avidin system，BAS　生物素-亲和素系统
blastospore　芽生孢子
Blattella germanica　德国小蠊
blepharoplast　毛基体
blood fluke　血吸虫
body nuclei　体核
Borrelia　疏螺旋体属
broth　肉汤培养基
Brugia malayi　马来布鲁线虫

C

C. trachomatis　沙眼衣原体
calcareous body　石灰小体
Campylobacter jejuni　空肠弯曲菌

Candida albicans　白色念珠菌（白假丝酵母菌）
capsule　荚膜
cell-mediated immunity，CMI　细胞免疫
Center for Disease Control and Prevention，CDC　疾病预防控制中心
cephalic space　头间隙
cercaria　尾蚴
cestode　绦虫
Chlamydia　衣原体
Chlamydia pneumoniae　肺炎衣原体
chromosome　染色体
chromatoid body　拟染体
Chrysomyia megacephala　大头金蝇
cilia　纤毛
ciliate　纤毛虫
circulating immune complexes，CIC　循环免疫复合物
circumoval precipitin（COP）reaction　环卵沉淀实验
Clonorchis sinensis　华支睾吸虫
Clostridium botulinum　肉毒梭菌
Clostridium perfrigens　产气荚膜梭菌
Clostridium tetani　破伤风梭菌
coagulase　凝固酶
coccus（pl. cocci）　球菌
cockroaches　蜚蠊，蟑螂
colony forming unit，CFU　菌落形成单位
complement，C　补体
condenser　聚光器
contractile vacuole　伸缩泡
cooked meat medium　庖肉培养基
Coronavirus　冠状病毒
Corynebacterium diphtheriae　白喉棒状杆菌
crescentic space　半月形空隙
cross antigen　交叉抗原
Cryptococcus　隐球菌属
Cryptosporidium parvum　微小隐孢子虫
Culex pipiens pallens　淡色库蚊
Culex tritaeniorhynchus　三带喙库蚊
culture medium　培养基
cyst　包囊
cysticercus bovis　牛囊尾蚴
cysticercus cellulosae　猪囊尾蚴
cytokine，CK　细胞因子
cytopharynx　胞咽
cytopyge　胞肛
cytostome　胞口
cytotoxic T lymphocyte，CTL 或 Tc　细胞毒性 T 细胞

D

darkfield microscope　暗视野显微镜
Demodex folliculorum　毛囊蠕形螨
Demodex brevis　皮脂蠕形螨
Dermatophytes　皮肤癣菌
differential medium　鉴别培养基
direct agglutination　直接凝集反应
disinfect　消毒
disk diffusion susceptibility test　纸片法药物敏感实验
double agar immunodiffusion test　双向琼脂免疫扩散实验
drug-resistant bacterium　耐药菌
dysentery bacterium　痢疾杆菌

E

Escherichia coli　大肠埃希菌
Echinococcus geanulosus　细粒棘球绦虫
ectoplasm　外质
egg　虫卵
egg shell　卵壳
electro-chemi-luminescence immunoassay，ECLI　电化学发光免疫测定
electron microscope　电子显微镜
elementary body　原体
elevated shoulder　肩峰
embryophore　胚膜
encephalitis B virus　乙型脑炎病毒
endoplasm　内质
enterohemorrhagic E. coli，EHEC　肠出血型大肠埃希菌
enteroinvasive E. coli，EIEC　肠侵袭型大肠埃希菌
enterotoxigenic E. coli，ETEC　肠产毒素型大肠埃希菌
Enterovirus　肠道病毒属
enzyme linked immunosorbent assay，ELISA　酶联免疫吸附试验

enzyme linked immunospot assay，ELISPOT　酶联免疫斑点试验
Entamoeba coli　结肠阿米巴
Entamoeba gingivalis　齿龈内阿米巴
Entamoeba histolytica　溶组织内阿米巴
Enterobius vermicularis　蠕形住肠线虫
eosin and methylene blue　伊红美蓝平板（EMB平板）
eosinophil　嗜酸性粒细胞
epidermophyton　表皮癣菌
erythrocyte　红细胞
eyepiece lens　目镜

F

Fasciolopsis buski　布氏姜片吸虫
female　雌虫
fertilized egg　受精卵
filamentous colony　丝状菌落
filariform larva　丝状蚴
filament substance　丝状物
flagellum（pl. flagella）　鞭毛
flagellate　鞭毛虫
flea　蚤
flow cytometry，FCM　流式细胞术
fluorescein isothiocyanate，FITC　异硫氰酸荧光素
fluorescence-activated cell sorter，FACS　荧光激活细胞分类仪
fluorescence quantitative polymerase chain reaction，FQ—PCR　荧光定量聚合酶链反应
fluorescent treponemal antibody-absorption test FTA-ABS　荧光密螺旋体吸收试验
fly　蝇
food vacuole　食物泡
fungus（pl. fungi）　真菌

G

gametocyte　配子体
Giardia lamblia　蓝氏贾第鞭毛虫
Giemsa stain　姬姆萨染色
glycogen vacuole　糖原泡
gnathosoma　颚体
gonococcus　淋球菌
Gram's stain　革兰染色法
gravid proglottid　孕节
gynecophoral canal　抱雌沟

H

HBcAb　乙型肝炎核心抗体
HBeAb　乙型肝炎e抗体
HBsAg　乙型肝炎表面抗原
hemolytic plaque forming cell assay，HPFC　溶血空斑形成细胞检测
HEPA filter（high efficiency particulate air filter）　高效微粒空气过滤器
hepatitis A virus，HAV　甲型肝炎病毒
hepatitis B virus，HBV　乙型肝炎病毒
hepatitis B virus-associated glomerulonephritis，HBV-GN　乙型肝炎病毒相关性肾炎
hepatitis C virus，HCV　丙型肝炎病毒
herpes simplex virus，HSV　单纯疱疹病毒
hexacanth larva　六钩蚴
high pathogenic microorganisms　高致病性微生物
hooklet　小钩
horseradish peroxidase，HRP　辣根过氧化物酶
hot air sterilizer　干烤箱
human immunodeficiency virus，HIV　人类免疫缺陷病毒
hydatid sand　棘球砂
hydatid cyst　棘球蚴
Hymenolepis nana　微小膜壳绦虫
hypersensitivity　超敏反应
hypha　菌丝

I

idosoma　躯体
immature schizont　未成熟裂殖体
immersion oil　高倍镜油
immunization　免疫接种
immunoglobulin，Ig　免疫球蛋白
inclusion　包涵体
incomplete egg　不完整带绦虫卵
Indamoeba butschlii　布氏嗜碘阿米巴
Influenza-virus　流行性感冒病毒
initial body　始体
Insecta　昆虫纲
intermediate host　中间宿主

intestinal fluke　肠吸虫
iron hematoxylin stain　铁苏木素染色
isolation culture　分离培养
Ixodes persulcatus　全沟硬蜱

J K L

Japanese encephalitis virus 日本脑炎病毒
karyosome　核仁
kinetoplast　动基体
laboratory-associated infection　实验室相关感染
laminar air flow room，LAFR　层流室
langerhans cells，LC　郎格罕斯细胞
larva　幼虫
larva capsule　囊包幼虫
lateral spine　侧棘
lecthinase　卵磷脂酶
Leishmania donovani　杜氏利什曼原虫
Lentivirinae　慢病毒亚科
Leptotrombidium deliensis　地里纤恙螨
leukocyte differentiation antigen　白细胞分化抗原
liver fluke　肝吸虫
lice　虱
Lowenstein-jensen medium　罗氏培养基
Lucilia sericata　丝光绿蝇
lung fluke　肺吸虫
lyophilization　冷冻真空干燥法
lysogenic bacteria　溶原性细菌

M

macrogametocyte　雌配子体
macrophages，MΦ　巨噬细胞
malarial parasite　疟原虫
malarial pigment　疟色素
male　雄虫
mature proglottid　成节
mature schizont　成熟裂殖体
Maurer's dots　茂氏小点
measles virus　麻疹病毒
medical arthropods　医学节肢动物
medical helminthology　医学蠕虫学
medical protozoology　医学原虫学
medium body　中体
memory T cell　记忆 T 细胞
meningococcus　脑膜炎球菌
merozoite　裂殖子
metacercaria　囊蚴
metachromatic granule　异染颗粒
microbes　微生物
microfilariae　微丝蚴
microgametocyte　雄配子体
microhemagglutination assay for antibodies to Treponema pallidum，MHA-TP　梅毒螺旋体抗体微量血凝试验
microorganism　微生物
minimal bactericidal concentration，MBC　最低杀菌浓度
minimal inhibitory concentration，MIC　最低抑菌浓度
miracidium　毛蚴
mite　螨
mitogen　丝裂原
mold　霉菌
monoclonal antibody，McAb　单克隆抗体
monocyte　单核细胞
mononuclear-phagocyte　单核吞噬细胞
mosquito　蚊
mouthcapsule　口囊
mucosal immune system MIS　黏膜免疫系统
multiple drugresistant bacterium，MDR　多重耐药菌
mumps virus　腮腺炎病毒
Musca domestica　舍蝇
mycelium　菌丝体
Mycobacterium　分枝杆菌属
Mycobacterium tuberculosis　结核分枝杆菌
Mycoplasma　支原体属
Mycoplasma pneumoniae　肺炎支原体
mycotoxins　真菌毒素

N

National Institutes of Health，NIH　国立卫生研究院
Necator americanus　美洲板口线虫
Negri body　内基小体
Neisseria gonorrhoeae　淋病奈瑟菌
Neisseria meningitidis　脑膜炎奈瑟菌
nematode　线虫

neurotoxin 神经毒素
neutralizing antibody 中和抗体
neutrophil 中性粒细胞
nitric oxide，NO 一氧化氮
nitroblue tetrazolium，NBT 硝基蓝四氮唑
nongonococcal urethritis，NGU 非淋菌性尿道炎
normal flora of microbe 正常微生物群
nucleus 细胞核
nutrient medium 营养培养基

O

objective lens 物镜
obligate anaerobe 专性厌氧菌
operculum 卵盖
oocyst 卵囊
oral streptococcus 口腔链球菌
oral sucker 口吸盘
Ornithodoros papillies 乳突钝缘蜱
ovary 卵巢
ovum 卵细胞

P

Pagumogonimus skrjabini 斯氏狸殖吸虫
Paragonimus westermani 卫氏并殖吸虫
pathogen 致病菌，病原菌，病原体
Pediculus humanus capitis 人头虱
Pediculus humanus corporis 人体虱
Penicillium 青霉菌属
peripheral blood mononuclear cells，PBMC 外周血单个核细胞
Periplaneta americana 美洲大蠊
phagocyte 吞噬细胞
phagosome 吞噬体
phytohemagglutinin，PHA 植物血凝素
pinworm 蛲虫
pilus 或 fimbriae 菌毛
plaque forming cell，PFC 空斑形成细胞
plasmid 质粒
Plasmodium falciparum 恶性疟原虫
Plasmodium vivax 间日疟原虫
plate 平板（平皿）
Pneumocystis carinii 卡氏肺孢菌
poly vinylidene fluoride，PVDF 聚偏氟乙烯
polyclonal antibody，PcAb 多克隆抗体
polyethylene glycol，PEG 聚乙二醇
polymerase chain reaction，PCR 多聚酶链反应
precipitation reaction 沉淀反应
primary barriers 一级防护
promastigote 前鞭毛体
protoscolex 原头节（原头蚴）
pseudocyst 假包囊
pseudohypha 假菌丝
Pseudomonas aeruginosa 铜绿假单胞菌
pseudopodia 伪足
Pthirus pubis 耻阴虱
Pulex irritans 致痒蚤
pupa 蛹
pyemia 脓毒血症
pyogenic coccus 化脓性球菌
pyrogen 热原质
pyrogenic exotoxin 致热外毒素

R

R factor R 因子
rabies virus 狂犬病毒
rapid plasma reagin，RPR 快速血浆反应素
redia 雷蚴
refractive granules 屈光颗粒
rheumatoid arthritis，RA 类风湿性关节炎
rheumatoid factor，RF 类风湿因子
rhinovirus 鼻病毒
ring form 环状体
rotavirus 轮状病毒
rubella virus 风疹病毒
roundworm 蛔虫

S

Sabourand medium 沙保培养基
Salmonella 沙门菌属
Salmonella-Shigella agar SS 平板
Sand flies 白蛉
Sarcophaga sp 麻蝇
Sarcoptes scabiei 人疥螨
SARS（severe acute respiratory syndrome，SARS）严重急性呼吸道综合征
S. dysenteriae 痢疾志贺菌

S. hirschfeldii 希氏沙门菌
S. paratyphi A 甲型副伤寒沙门菌
S. schottmuelleri 肖氏沙门菌
S. typhi 伤寒沙门菌
scanning electron microscope, SEM 扫描式电镜
Schistosoma japonicum 日本裂体吸虫
scolex 头节
schizont 裂殖体
Schuffner's dots 薛氏小点
secondary barriers 二级防护
selective medium 选择培养基
semi-solid medium 半固体培养基
serological reaction 血清学反应
sheep red blood cell, SRBC 羊红细胞
Shigella 志贺菌属
single agar immunodiffusion test 单向琼脂免疫扩散
slant 斜面
small wart 小疣
solid medium 固体培养基
sparganum 裂头蚴
spiral bacterium 螺形菌
Spirochete 螺旋体属
Spirometra mansoni 曼氏迭宫绦虫
spore 芽胞，孢子
sporocyst 胞蚴
sporozoa 孢子虫
sporozoite 子孢子
Staphylococcus 葡萄球菌属
sterilization 灭菌
stormy fermentation 汹涌发酵
streptoavidin, SA 链霉亲和素
Streptococcus 链球菌属
Streptococcus pneumoniae 肺炎链球菌
streptolysin O, SLO 链球菌溶血素"O"
strobila 链体
superantigen, sAg 超抗原
syphilis 梅毒
systemic lupus erythematosus, SLE 系统性红斑狼疮

T

T cell receptor, TCR T细胞受体
T helper cell, Th 辅助T细胞
T. rubrum 絮状表皮癣菌
T lymphocyte transformation test T淋巴细胞转化实验
tadpole-like embrgo 蝌蚪状胚胎
Taenia saginata 肥胖带吻绦虫
Taenia solium 链状带绦虫
thick film 厚血膜
thin film 薄血膜
thread-like larva 线形幼虫
ticks 蜱
titer 滴度，效价
toxeamia 毒血症
Toxoplasma gondii 刚地弓形虫
transmission electron microscope, TEM 透射式电镜
trematode 吸虫
Treponema pallidum 苍白密螺旋体（梅毒螺旋体）
treponemal pallidum immobilizing, TPI 梅毒螺旋体制动试验
Trichinella spiralis 旋毛形线虫
Trichomonas vaginalis 阴道毛滴虫
Trichophyton 毛癣菌
Trichuris trichiura 毛首鞭形线虫
trophozoite 滋养体
tumor associated antigen, TAA 肿瘤相关抗原
tumor necrosis factor, TNF 肿瘤坏死因子
tumor specific antigen, TSA 肿瘤特异性抗原

U V

U. urealyticum 溶脲脲原体
undulating membrane 波动膜
unfertilized egg 未受精卵
vacuole 空泡
Vibrio cholerae 霍乱弧菌
vegetative hypha 营养菌丝
vegetative mycelium 营养菌丝体
Vibrio 弧菌属
virus 病毒
vaccine 疫苗
vitelline membrane 卵黄膜

W X Y Z

western blotting 蛋白印迹

whipworm　鞭虫
Widal reaction　肥达反应
Wright's stain　瑞氏染色
Wuchereria bancrofti　班氏吴策线虫
Xenopsylla cheopis　印鼠客蚤
yeast　酵母菌
yeast type colony　酵母型菌落
yeast-like colony　类酵母菌落
yolk cell　卵黄细胞
zoonosis　人兽共患病
β-lactamase　β-内酰胺酶

附录5　教科书和参考书

（一）教科书

1.《医学微生物学》，谷鸿喜、陈锦英主编，北京大学医学出版社，2003

2.《人体寄生虫学》，詹希美主编，人民卫生出版社，2001

3.《医学免疫学》，安云庆、高晓明主编，北京大学医学出版社，2004

（二）参考书

1.《实验室生物安全手册》（第2版），WHO（陆兵、陈惠鹏、郑涛主译），人民卫生出版社，2004

2.《微生物学和生物医学实验室生物安全手册》（第4版），CDC/NIH（宋干、于建石、王世文主译），中国疾病预防控制中心病毒病预防控制所，2005

3.《病原微生物实验室生物安全》，祁国明主编，人民卫生出版社，2005

4.《医护微生物学实验》，詹前朕著，华杏出版股份有限公司，1998

5.《临床微生物学和微生物检验实验指导》，洪秀华主编，人民卫生出版社，2004

6.《医学微生物学实验指导》，刘水平、邬国军主编，世界图书出版西安公司，2004

7.《医学微生物学实验指导》，朱万孚主编，北京大学医学出版社，2003

8.《医学免疫学实验》，司传平、沈关心主编，人民卫生出版社，2005

9.《医学微生物实验学》（第二版），张卓然主编，科学出版社，2002

10.《临床免疫学和免疫学检验实验指导》，刘辉主编，人民卫生出版社，2002

11.《医学寄生虫学实验指导》，殷国荣、叶彬主编，科学出版社，2004

12.《医学微生物学实验教程》，夏佩莹、黄升海主编，安徽科学技术出版社，2004

附录 6　常见病原生物形态彩图

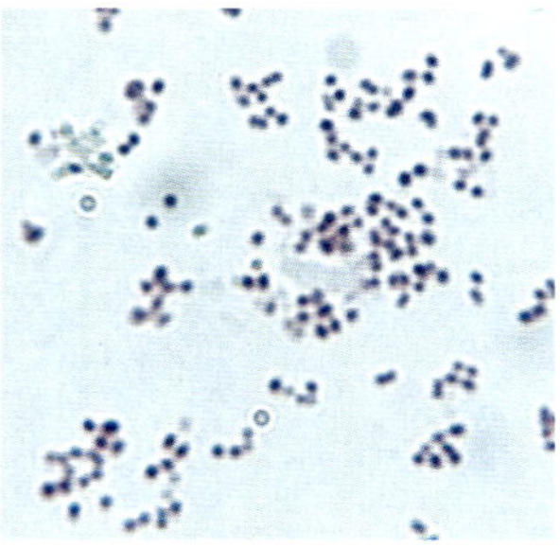

图 1　葡萄球菌（革兰染色，1000×）

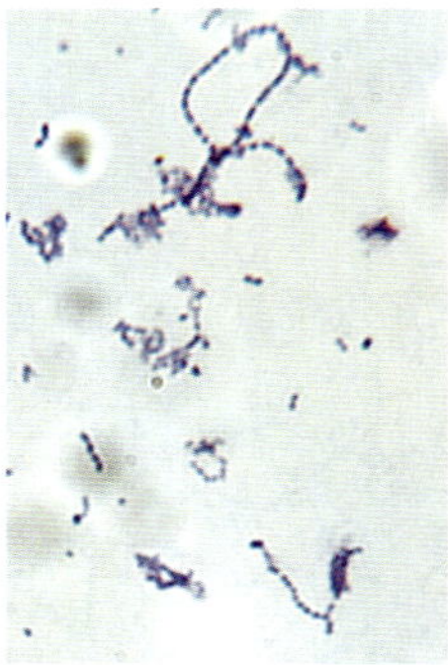

图 2　链球菌（革兰染色，1000×）

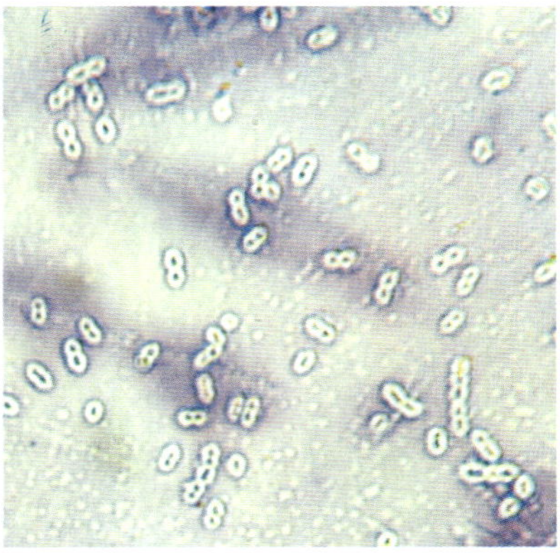

图 3　肺炎链球菌（荚膜染色，1000×）

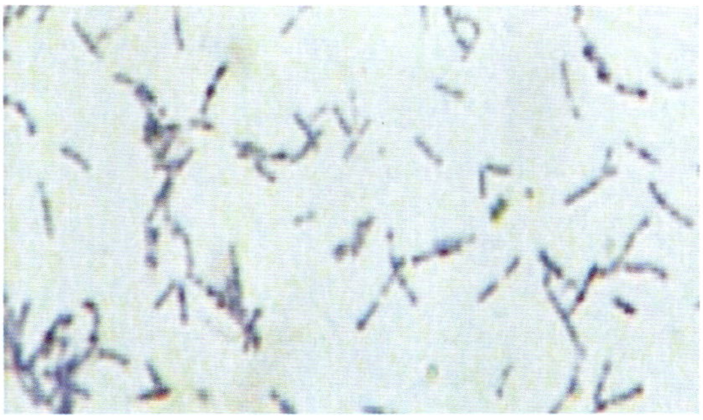

图 4　白喉棒状杆菌（阿伯特染色，1000×）

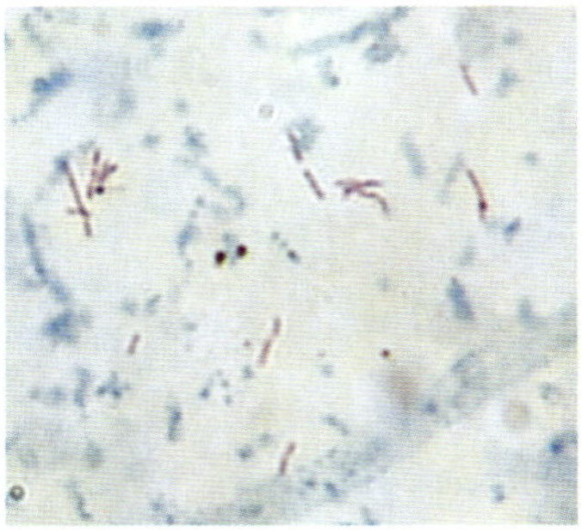

图 5　结核分枝杆菌（抗酸染色，1000×）

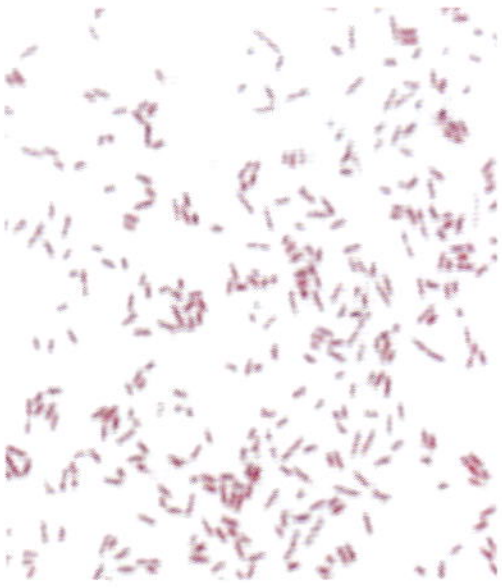

图 6　大肠埃希菌（革兰染色，1000×）

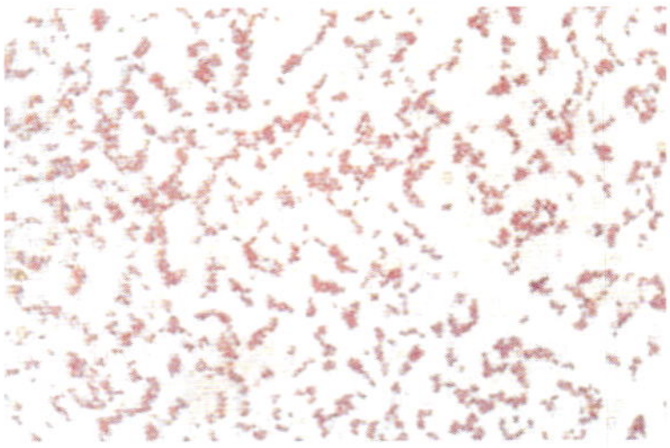

图 7　痢疾志贺菌（革兰染色，1000×）

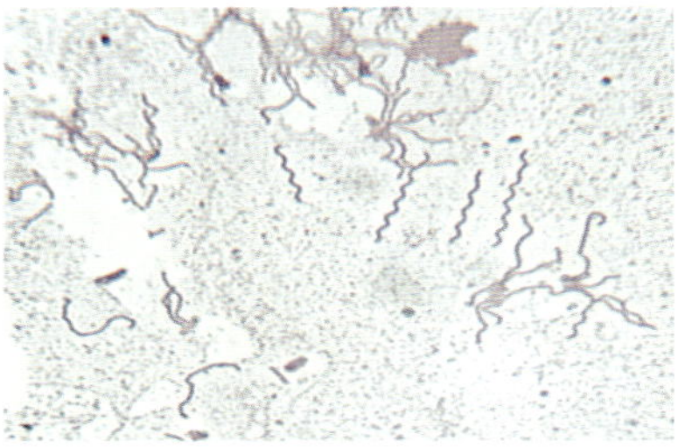

图 8　伤寒沙门菌鞭毛（鞭毛染色，1000×）

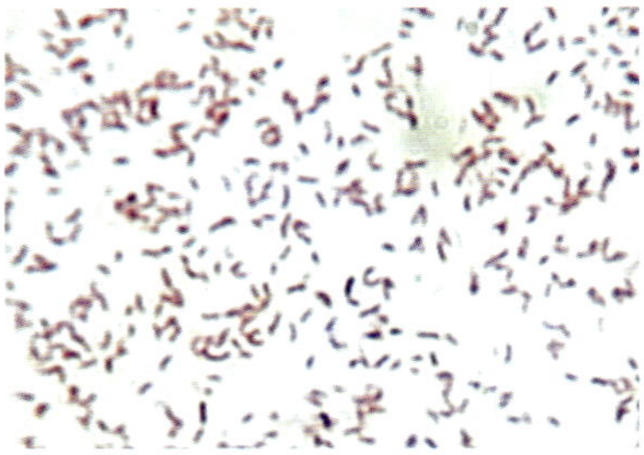

图 9　霍乱弧菌（革兰染色，1000×）

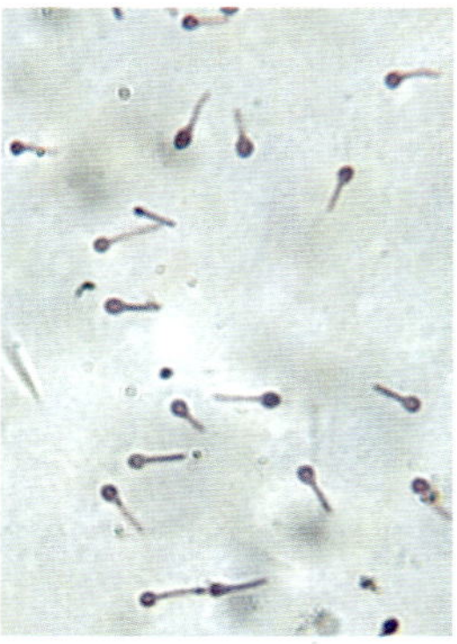

图 10　破伤风梭菌（抗酸染色，1000×）

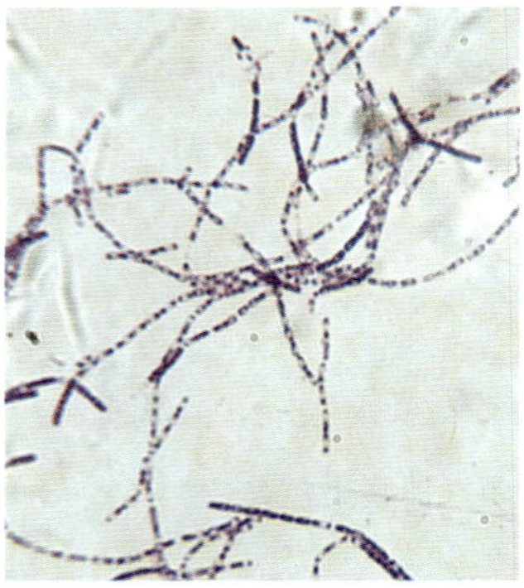

图 11　炭疽杆菌（革兰染色，1000×）

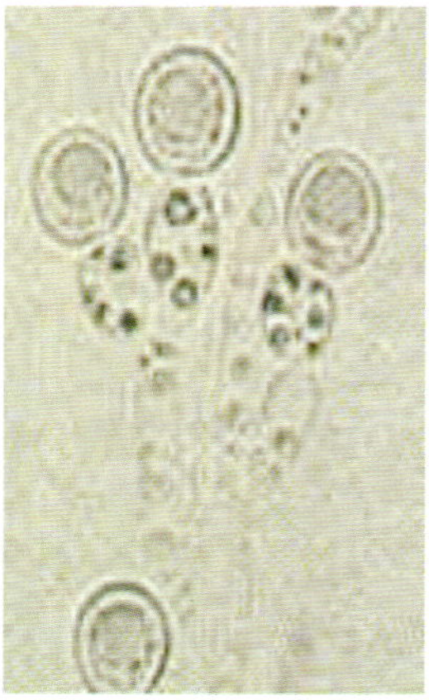

图 12　真菌不染色标本-菌丝和孢子

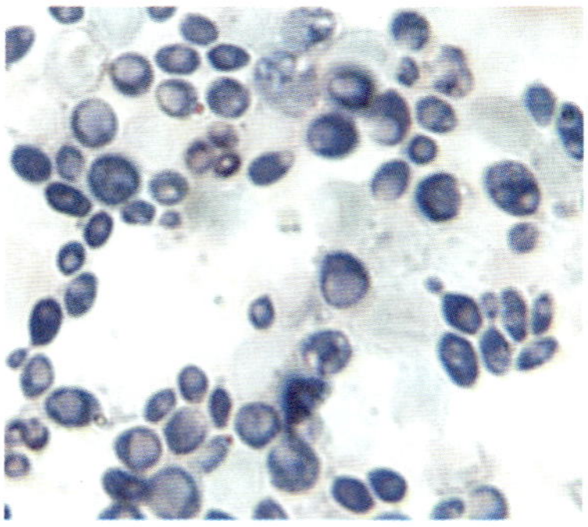

图 13　白假丝酵母菌，可见出芽（革兰染色 1000×）

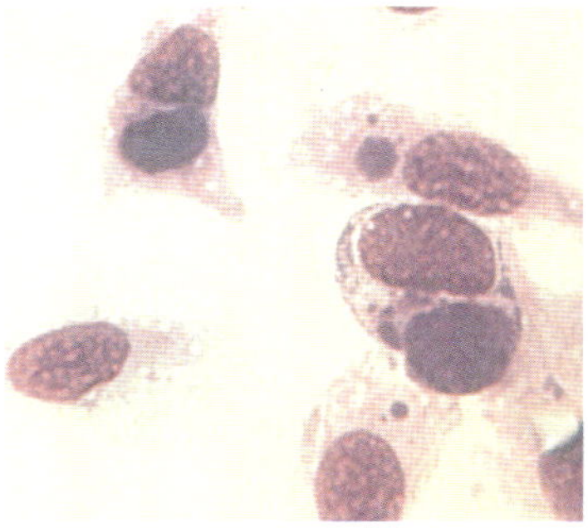

图 14 衣原体感染细胞浆中嗜碱性包涵体

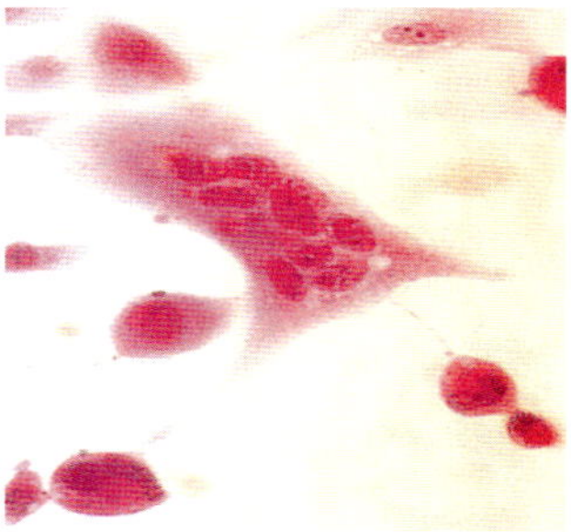

图 15 疱疹病毒感染细胞核中嗜酸性包涵体

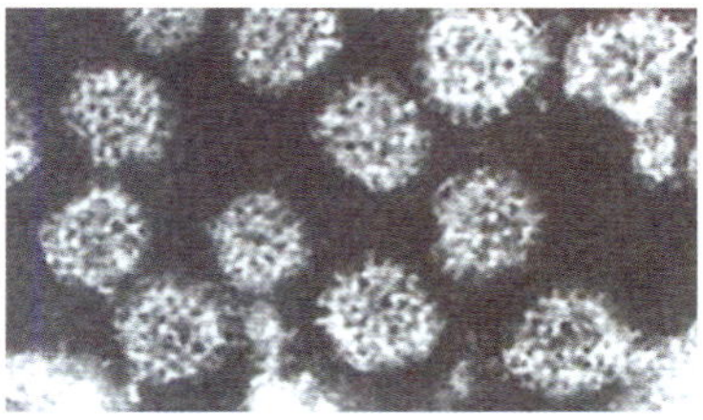

图 16 轮状病毒电镜照片

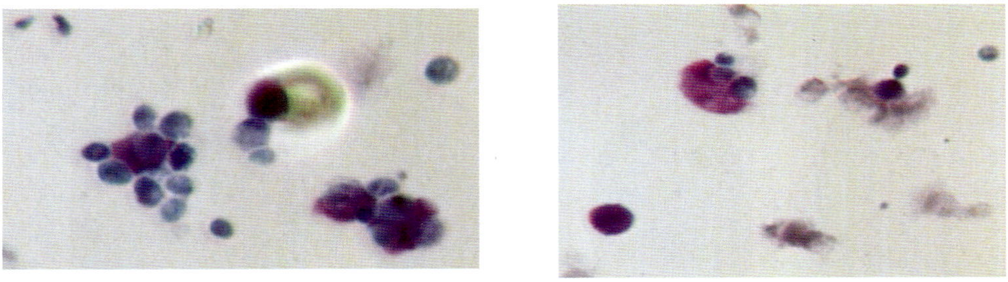

图 17 吞噬细胞的吞噬现象（瑞氏染色，1000×）

左图为吞噬细胞吞噬的鸡红细胞；右图为吞噬细胞吞噬的白假丝酵母菌（小个、蓝色的椭圆型细胞为白假丝酵母菌；紫色、大个的细胞为巨噬细胞）

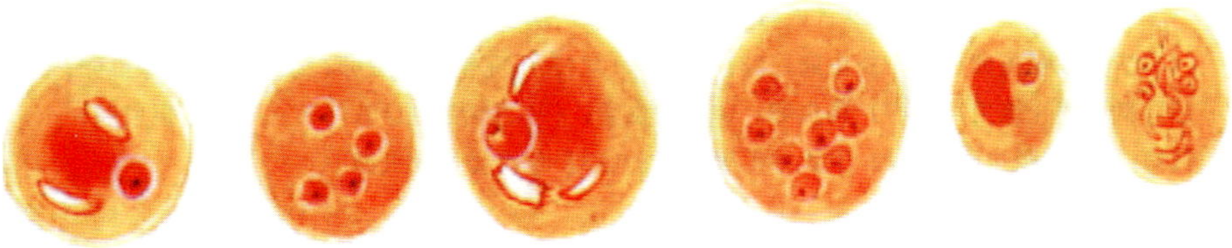

1 2 3 4 5 6

图 18 肠内原虫包囊（碘液染色）（采自孔德芳）

（1）～（2）溶组织内阿米巴；（3）～（4）结肠内阿米巴；（5）布氏嗜碘阿米巴；（6）蓝氏贾地鞭毛虫

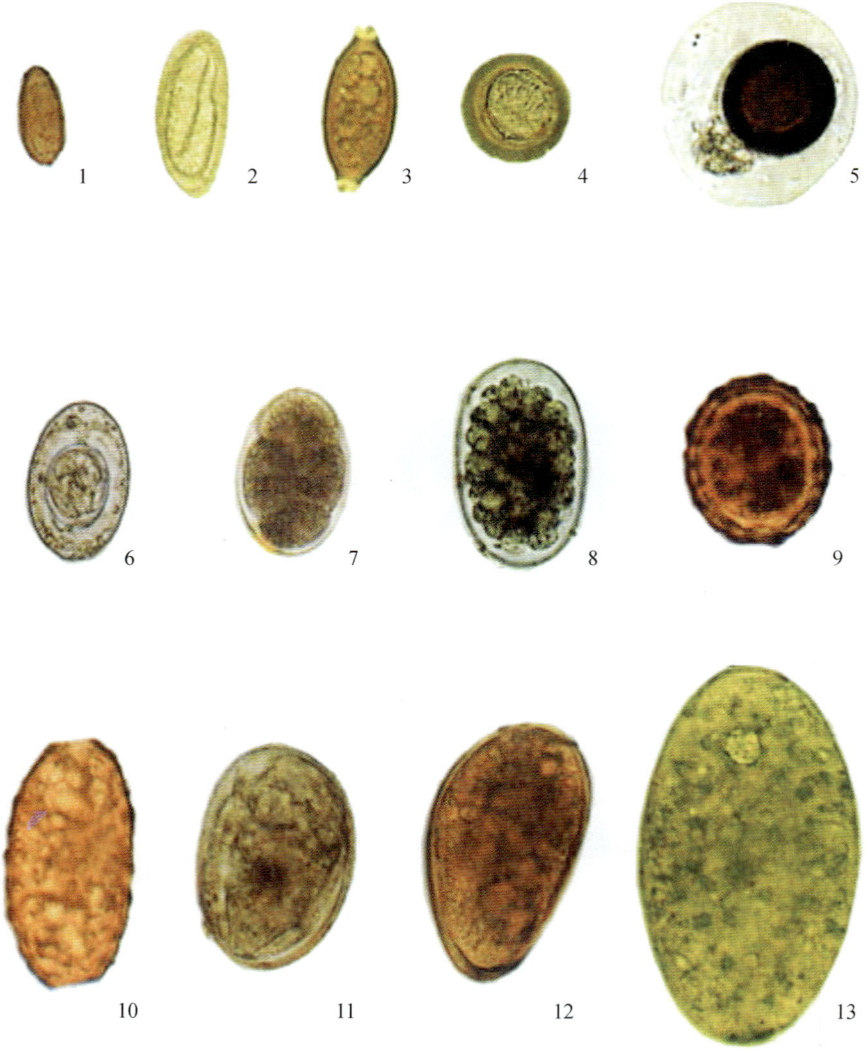

图 19 人体常见蠕虫卵（仿黄素芳等图）

（1）华支睾吸虫卵；（2）蛲虫卵；（3）鞭虫卵；（4）不完整带绦虫卵；（5）完整带绦虫卵；（6）微小膜壳绦虫卵；（7）钩虫卵；（8）钩虫卵；（9）受精蛔虫卵；（10）未受精蛔虫卵；（11）日本血吸虫卵；（12）卫氏并殖吸虫卵；（13）布氏姜片吸虫卵

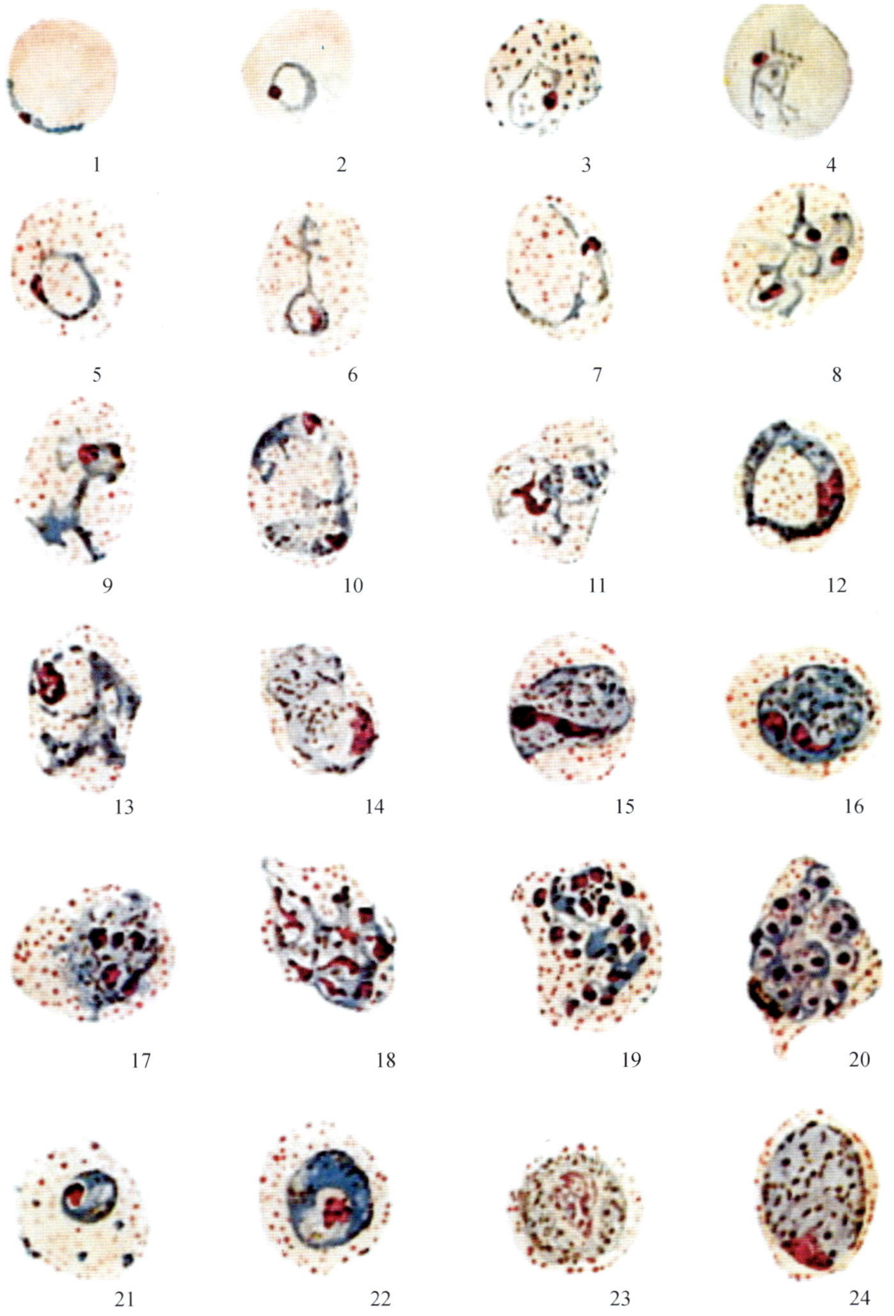

图 20 红细胞内间日疟原虫形态（薄血膜姬氏染色）（采自 INEZ. DEMONET 图）

（1）环状体位于红细胞边缘；（2）环状体；（3）～（7）发育中的滋养体（可见疟色素和薛氏点）；
（8）3 个阿米巴样滋养体；（9）～（15）晚期滋养体（其中 10 可见两个滋养体）；
（16）～（19）未成熟裂殖体；（20）成熟裂殖体；（21）～（22）发育中的配子体；（23）成熟雄配子体；
（24）成熟雌配子体

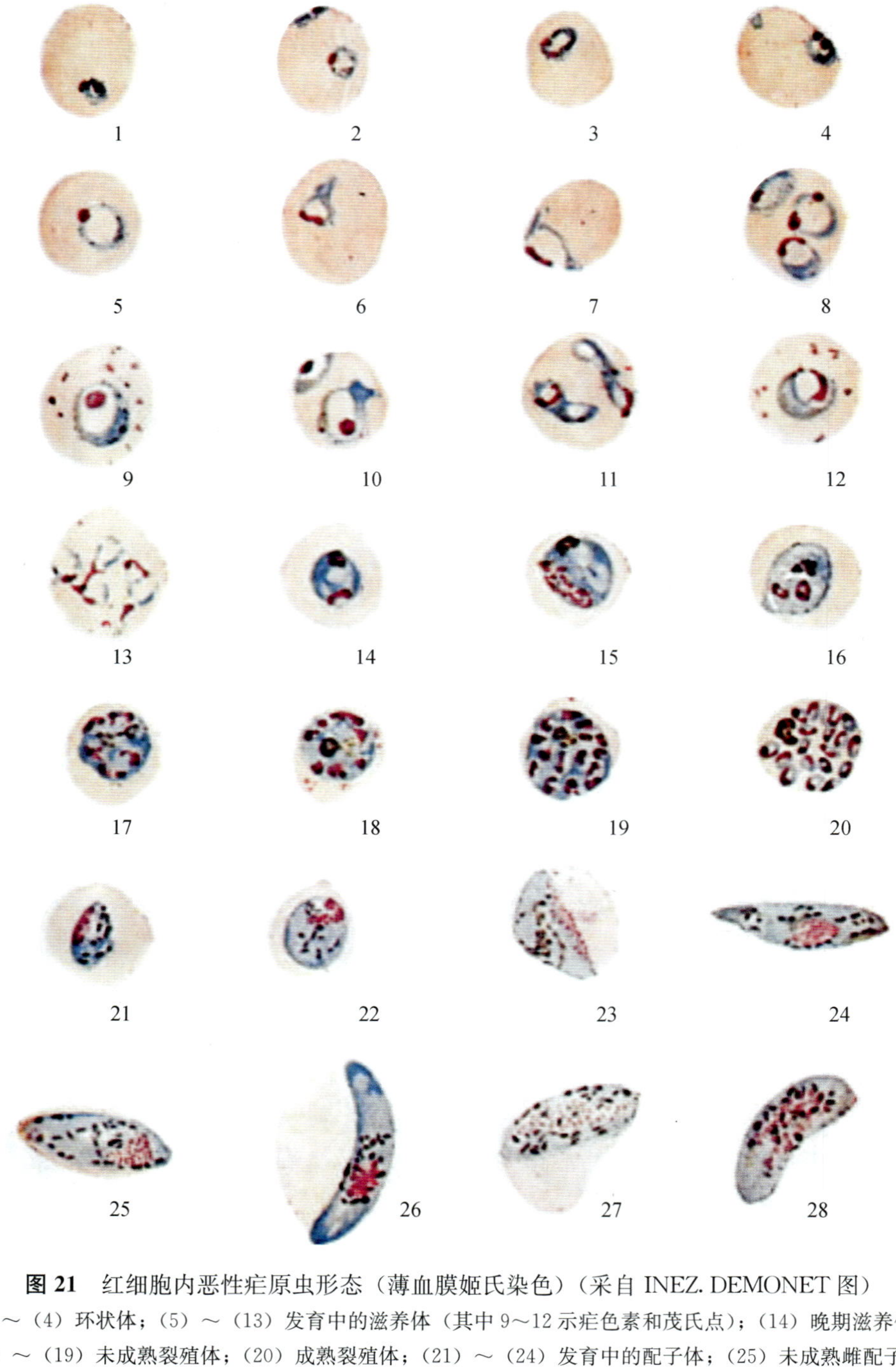

图 21 红细胞内恶性疟原虫形态（薄血膜姬氏染色）（采自 INEZ. DEMONET 图）

（1）～（4）环状体；（5）～（13）发育中的滋养体（其中 9～12 示疟色素和茂氏点）；（14）晚期滋养体；（15）～（19）未成熟裂殖体；（20）成熟裂殖体；（21）～（24）发育中的配子体；（25）未成熟雌配子体；（26）成熟雌配子体；（27）未成熟雄配子体；（28）成熟雄配子体

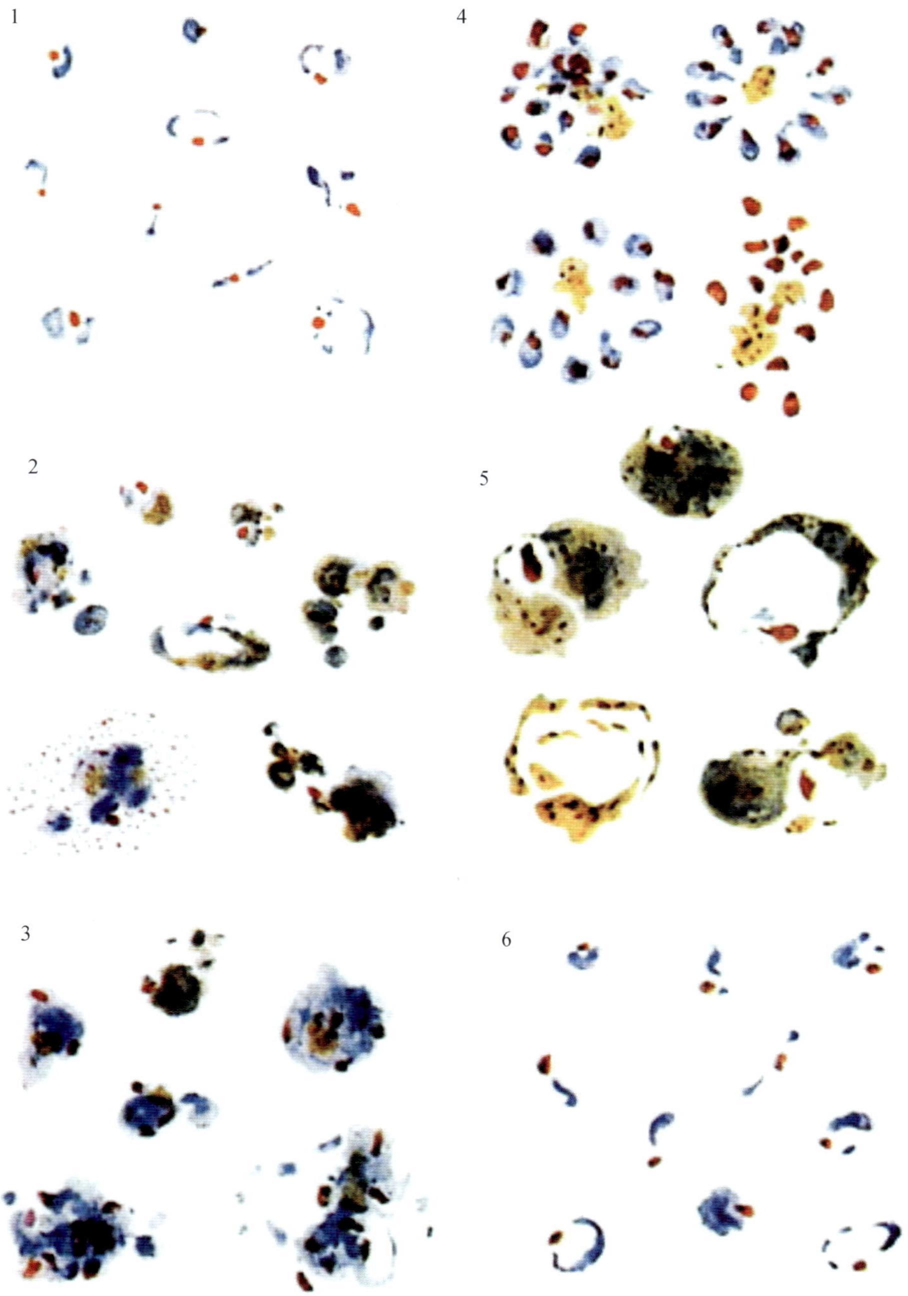

图 22 红细胞内间日疟原虫和恶性疟原虫形态（厚血膜姬氏染色）（采自张奎图）

图中 1～5. 间日疟原虫：（1）环状体；（2）晚期滋养体；（3）早期裂殖体；（4）成熟裂殖体；（5）配子体；

6. 恶性疟原虫环状体

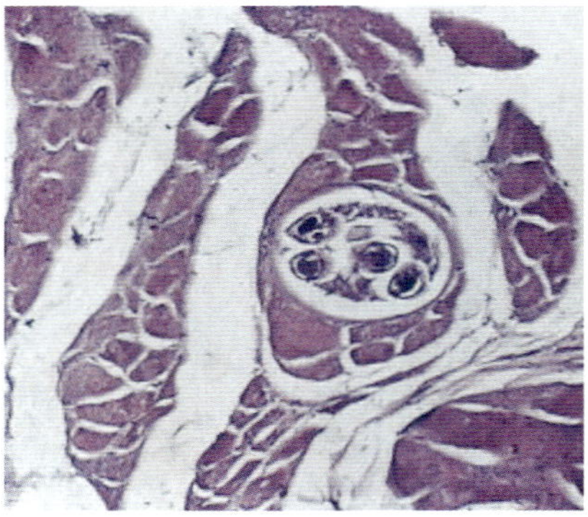

（1）肌肉切片中所见囊状旋毛虫幼虫

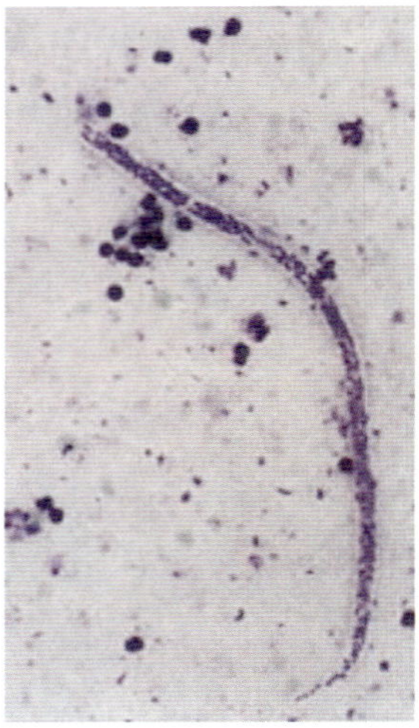

（2）血液中斑氏微丝蚴

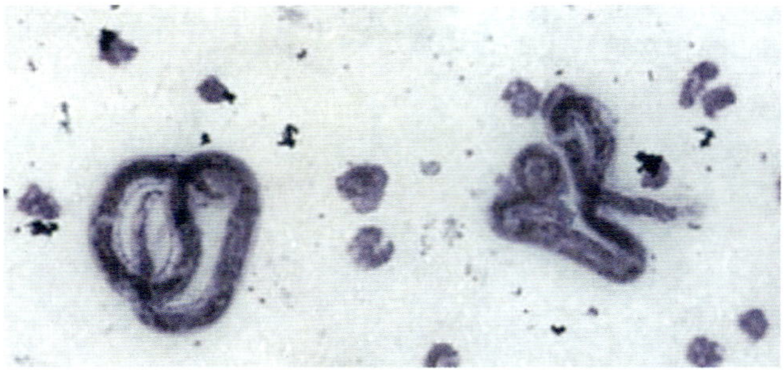

（3）血液中马来微丝蚴

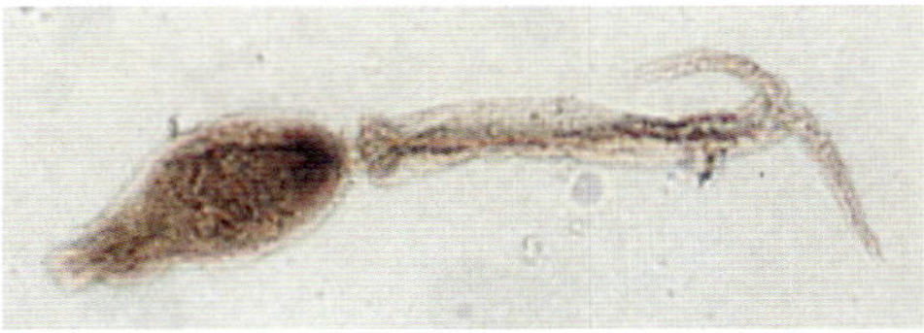

（4）日本血吸虫尾蚴

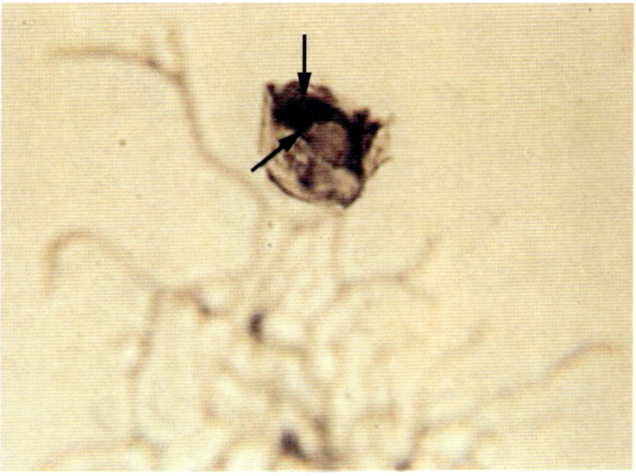

（5）阴道毛滴虫（箭头处显示细胞核与波动膜）

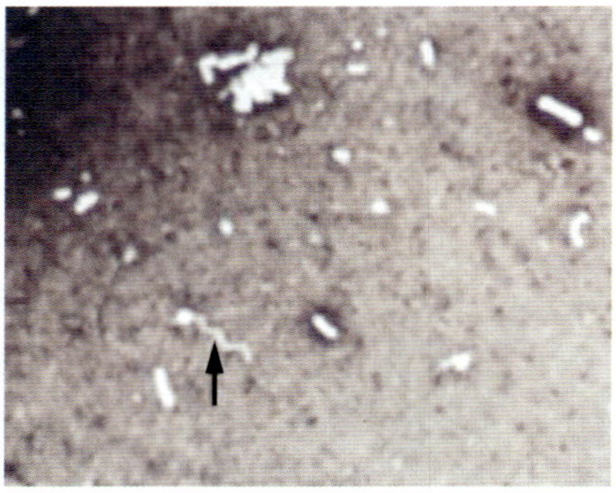

（6）口腔密螺旋体（箭头所指为白色螺旋状菌体）（1000×）

图 23　常见病原生物形态（采自詹前朕图）

（1）肌肉切片中所见囊状旋毛虫幼虫；（2）血液中斑氏微丝蚴；（3）血液中马来微丝蚴；（4）日本血吸虫尾蚴；（5）阴道毛滴虫；（6）口腔密螺旋体